为爱人把脉
做最好的家庭医生

李俊涛◎编著

中国中医药出版社
·北京·

图书在版编目（CIP）数据

为爱人把脉：做他最好的家庭医生 / 李俊涛编著 . —
北京：中国中医药出版社，2017.6

（中医健康绝学系列）

ISBN 978 - 7 - 5132 - 4062 - 8

Ⅰ.①为… Ⅱ.①李… Ⅲ.①男性 - 保健 - 基本知识
Ⅳ.①R161

中国版本图书馆 CIP 数据核字（2017）第 048455 号

中国中医药出版社出版

北京市朝阳区北三环东路 28 号易亨大厦 16 层
邮政编码 100013
传真 010 64405750
三河市同力彩印有限公司印刷
各地新华书店经销

开本 710×1000 1/16 印张 14.5 字数 168 千字
2017 年 6 月第 1 版 2017 年 6 月第 1 次印刷
书号 ISBN 978 - 7 - 5132 - 4062 - 8

定价 38.00 元
网址 www.cptcm.com

社长热线 010 64405720
购书热线 010 64065415 010 64065413
微信服务号 zgzyycbs

书店网址 csln.net/qksd/
官方微博 http://e.weibo.com/cptcm

淘宝天猫网址 http://zgzyycbs.tmall.com

前　言

让辛苦支撑着这个家的人拥有健康

　　在我的门诊上，每天都会遇到匆匆而来的中年男士。这中间有很大一部分人是小毛病，但应持续调理一段时间。当我叮嘱他们吃完药再来看看的时候，他们都会摇着头感叹说："看时间吧！"话语中充满着身不由己。根据我的临床观察，很多中年男士正是由于没有按时就诊，结果把小毛病拖成了大问题。就好像刚开始胃胀没管，拖成了胃炎；胃炎没调理，发展成了胃溃疡；胃溃疡又忍着，结果发展成了息肉；息肉再一等，癌变了……

　　一个家庭里，男人由于工作压力大、工作节奏快等原因，没有足够的精力和勇气去关心自己的健康。记得曾经有一位出租车司机因为尿痛找我看病，第一次检查是前列腺炎。我提醒他说："不要久坐，开车一个小时左右的时候，要停下来休息几分钟，另外不要憋尿。"他连连点头。但是当他第二次找我看病的时候，已经发展成前列腺肥大了。正常人小便几十秒就完了，可他得五六分钟，小便的时间比上大号的时间都长。我问他为什么没有照我说的做，他叹了口气回答："现在挣钱多难啊，一家老小等着我那点儿收入呢，活儿来了哪敢不接啊!"

幸好那次他的妻子陪他来看病，我除了给他开药外，还给他开了个坐浴方，并叮嘱其妻："一定要当好监督员，天天让他坐浴。"半个月后，两口子又来了，这位出租车司机千恩万谢，说我这方子真管用。我说这里有你妻子的功劳。他回答："您说得一点儿也不假，每天我出车回来，她都已经把药熬好，我舒舒服服地洗个澡，再坐浴一会儿，又解乏又治病，真得劲儿!"看! 这就是妻子的功劳。没有妻子这个保健医，医生开再好的方子也没用。其实，四五十岁的男性是最需要关心的。如果说父母是孩子最好的医生，妻子就是丈夫最好的保健医。

《素问·上古天真论》中说："丈夫八岁肾气实，发长齿更；二八肾气盛，天癸至，精气溢泻，阴阳和，故能有子；三八肾气平均，筋骨劲强，故真牙生而长极；四八筋骨隆盛，肌肉满壮；五八肾气衰，发堕齿槁；六八阳气衰竭于上，面焦，发鬓颁白；七八肝气衰，筋不能动；八八天癸竭，精少，肾藏衰，形体皆极，则齿发去。"西医也有关于生命周期的论述：人25岁的时候皮肤开始老化，30岁的时候头发开始脱落，40岁的时候心脏、眼睛等器官的功能开始衰退。

这与中医几乎不谋而合。

但是，这个时期对于作为家庭顶梁柱的男士来讲，却是压力最大的，上有老人要照顾，下有孩子要抚养培育，即便身体有了不适，大多会咬咬牙，忍了！如果妻子不太注意，再加上丈夫不说，真的就有可能小病酿成大祸。我有位朋友，才42岁，去年夏天突然得脑出血撒手而去。他的妻子后来非常自责，说："以前他说自己有高血压，我都没往心里搁，现在真是后悔死了。"

医生的工作很忙，但是我仍然要挤出时间来写成这本书。一方面，书中的一些小验方可以帮助亚健康的中年男士重获健康。另一方面，也希望作为妻子的女性，能够多增长一些男性健康知识，重视丈夫的身体。

即便是夫妻，我们也不能完全理解对方的心，但作为妻子，却可以通过自己的用心，让丈夫身体健康来温暖丈夫的心，这也让整个家庭更加平安、幸福！

为自己的爱人好好把把脉吧，您才是他最棒的健康保健医！

李俊涛
2017年3月于郑州

第四章　丈夫的亚健康问题：不吃药的智慧

第五章　丈夫的健身问题：帅哥健康锻炼法

第六章　丈夫的小问题：妻子来帮忙

绪　言

丈夫的健康是家庭最大的财富

丈夫是家庭的基石，健康是丈夫的基石

健康无小事，一人生病全家人都要跟着遭罪。男人健康与否对整个社会来说可能微不足道，但对于一个家庭却至关重要。丈夫是家庭的基石，基石不牢地动山摇。

上个月我接诊过一个病例。患者34岁，因为喝酒喝出来脑中风导致下肢瘫痪。病床上他一直哀求我告诉他康复的办法，说他可不能就这样卧床不起呀，自己还有两个孩子等着他养。34岁，对于一个男人来说正是该肩负起家庭责任的年龄，可是他却只能躺在床上让别人照顾，家庭的基石变成了家庭的负担。

这样的家庭悲剧，医院里每天都会发生。作为医生，我在劝慰

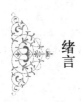

患者家属抑制悲哀、顺应变故的同时，内心深处却是在扼腕悲叹。作为丈夫的妻子，父亲的儿女，女人们就没有一点责任吗？请扪心自问：是否关心过自己的父亲、丈夫的健康问题？

疾病不是说来就来的，谁也不能一口吃成胖子。很多急危重病就是因为自己和亲人的忽视，而一天天被"养大的"。养病就是养虎，老虎长大了可是要吃人的呀。如果我们在平常及时防范，在身体发出"疾病信号"的时候，准确给予反馈和治疗，这样的悲剧是可以避免的。

相比于女性，社会分工赋予男性更多的责任和压力，大部分男人都是家庭的主要经济支柱。这种"家庭基石"角色给人一种稳固、牢靠的感觉。但事实真是这样的吗？

美国《公共卫生期刊》曾公布的一篇调查报告显示，男人比女人平均少活5岁，在前15大死因中，男性有14项高于女性。世界卫生组织流行病学调查显示，中国女性出现心脑血管病的概率是37/10万，男性是79/10万，是女性的2倍多。临床统计表明，男性患心肌梗死入院治疗的人数是女性的7~10倍，80%的心血管病都发生在男人身上。像肝、前列腺、心脏、胃、大肠等部位都是男性的重点雷区。

可见，男性的身体其实比女性更加脆弱，更需要给予健康关注。

可生活中忽视男性健康的例子比比皆是。我有一个老同学，毕业后一直做药品销售，工作十分努力，没两年就挣出了房子、车子。但因为工作原因，他的生活习惯有很大问题。天天烟不离手，酒不断口，饭菜总嫌味不够。好几次他打电话说胃痛，我劝他来医院做个检查，他总推辞说工作忙，抽不开身。作为朋友，我也劝他妻子平常多管管他，但是他妻子也不怎么上心，每次都是"只打雷不下雨"，见不到实际成效。直到上个月，他在医院检查出患了胃癌。事后，他自己一直不敢相信，觉得自己年纪轻轻的，身体又这么好，怎么会得这个病呢？他妻子也是懊悔不已，连连自责：平常如果多关心一下丈夫，多劝他少喝点酒，少抽点烟，定期给他做个体检，也许悲剧就可以避免。

现代社会，男性疾病正以每年3%的速度递增。在我国，患有不育症的男性至少有上百万人，患有前列腺疾病的男性有数千万人，40岁以上男性性功能勃起障碍者更是高达50%。男性健康的形势变得越来越严峻，可是我们的健康观念却一直停滞不前。现在很多人一提到男性健康还以为是男性病，这是一种狭隘的健康观。前列腺增生、高血压、糖尿病、疲劳综合征、肥胖综合征，这些哪一个不是威胁男性身心健康的严重疾病？

所以，让越来越多的人了解男性健康，让妻子们关注丈夫的健康，掌握应对丈夫健康问题的办法也是我写这本书的初衷。丈夫是家庭的基石，健康是丈夫的基石，基石牢则堡垒固，堡垒固才能为家庭挡风遮雨。

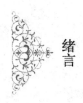

好丈夫有病不愿说，家人要主动去关注

两个等长的蜡烛，先燃尽的永远是火苗比较旺的。男人责任重、压力大，身体更易出现问题，可生活中似乎有这样一种错觉，那就是，男性更健康。其实这是因为男人有病大多选择"扛"的办法，嘴上并不会表达出来。这也是为什么男人一旦生病，往往患的便是像胃癌、中风、心脏病这样直接危害生命安全的重病的原因。

有病不愿说，自己强忍着，似乎是所有男人的通病。国家统计局有一个很有意思的数据大家可以看一下：对于男女同患的一种疾病，男人选择去看医生的比例比女人要少4%。

大男人遇事本应该雷厉风行，拿得起、放得下，但在去医院这件事上反倒比女性还"羞羞答答"。很多男人知道自己身体不舒服，但是他们不愿承认，更不愿看医生。结果将小病误成大病，等到心脏病、脑出血发作时贻误了最佳治疗时机，使整个家庭陷入痛苦。

当然，作为男同胞，我十分理解他们的心情。男人们从小就被灌输"有泪不能轻弹""有苦不能倾诉"的思想，久而久之便戴上了"坚强"的面具，认为叫苦喊痛是懦弱的表现。再者，他们更多的是承担着家庭责任和生活压力。很多男人都是家里的顶梁柱，他们容不下自己片刻休息。认为患了病忍一忍、拖一拖就过去了，但是如果去医院接受治疗就会耽误赚钱的时间。

一年前我接诊过一位急诊患者。患者是一名外来务工的建筑工人，干活的时候突然晕厥，工友把他送到医院后，经检查发现患有心脏病。他得知自己病情后，苦苦哀求我，别让其他人知道，并急急忙忙赶着出院，因为包工头一旦知道便会把他辞退。

好丈夫有病不愿说，不愿治，这是对家庭负责的表现，作为妻子要主动去关注，不能让丈夫在承担压力的同时，再饱受疾病的折磨。

我的父亲三年前动了一次手术，因为胆囊囊肿出现了癌变的迹象。人老了，动一次刀子就折几天阳寿，自那件事后父亲老得特别快，身子骨一天不如一天，原先笔直挺拔的身躯变成了一棵被岁月压弯的老树。母亲跟我说，其实父亲的身体几年前就出现了问题，一直不怎么吃饭，但是他不让告诉子女们，担心影响我们的工作。听到这些话，我内心十分愧疚。作为一名医生，我虽然医治过无数患者，却忽视了身边最亲的人的健康。都说"二十年前父敬子，二十年后看子敬父"，可当我意识到自己该"敬父"的时候，却发现父亲"健康银行"里的存款提示余额不足了。

男人是天，女人们总以为这天塌不下来，可是天也会有不测风云

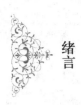

绪言

啊！当家里丈夫遇见不适，抱着等一等、拖一拖的心理时，作为妻子，我们要第一时间冲上去说"NO"。对丈夫易患的疾病要给予重点关注，做好他们的"健康气象员"。不要让他们肩负家庭责任的同时，再忍受着疾病的折磨。

坚强的面具戴久了，自己想摘掉都很难，家人们要主动关心，告诉他们苦就说出来，累了就休息一下，病了就及时去医院就诊，别让自己的爱来得太迟。

另外，我还要奉劝广大男同胞一句话，身体是革命的本钱，没有健康，一切都等于零。有了病你可以坚强，但千万不要死扛。让亲人们为你担心，为你流泪，不是好男人的作为。

好妻子第一要关心的就是丈夫的健康

有一次，我爱人邀请她的几位朋友来我家做客，那天正好我轮休在家，便理所当然地当起了"大厨"，负责给大家做饭。等到该吃饭的时候，周女士忙说容她先打个电话。随后她拨通了丈夫的电话，电话中周女士像一个母亲教育孩子一样，告诫丈夫晚上不要喝太多酒，酒后不要开车，也不要熬夜等等注意事项。

大家见了，一个劲地说周女士连吃饭都不忘管着丈夫。周女士反驳说："我不管着他能行吗？他又不知道自己身体几斤几两，这几

年酒精肝、高血压一个个地冒出来，我再不管严点他身体迟早会
垮掉。"

家中有一个事事都要管的老婆，很多男人会觉得很窝囊。但是
我告诉大家，家中能有一个好老婆关心自己的健康是几辈子修来的
福分，应该珍惜才对。男人性格中存在懒惰、粗心，不会关心自己，
而且还养成了很多不健康的生活习惯，如抽烟、酗酒，这些不利于
身体健康。而有照料自己的老婆当后盾，就可以防止"后院起火"，
专心自己的事业。隋文帝杨坚，唐朝名相房玄龄，二战名将隆美尔，
影视明星李连杰、李安、周润发等都是广为人知的"妻管严"，但他
们事业成功，身体健康，是大家羡慕的对象。

我们可以试想一下，周女士对她丈夫的生活规律不管不问，让
他随便吃、随便喝，那她丈夫的酒精肝可能慢慢就会发展成肝硬化，
甚至肝癌。

其实，不管从生理、社会、生活哪个角度来讲，男人都更需要
女人的关心与爱护。从生理上看，男人比女人更容易罹患疾病，寿
命更短。科学研究表明，男性的基础代谢要高于女性。也就是说，
在同等能量的前提下，女性比男性消耗得少，活得也更长久。此外，
女性体内的雌激素具有保护血管和防治动脉硬化的作用，所以女性
很少罹患心脑血管疾病，而这类疾病恰恰是人类生命的头号杀手。

其次，男人是家里的顶梁柱，特别是我们70后、80后这一代人，

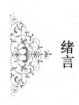

正处在上有老、下有小的阶段，无形中给男人的心理造成很大的压力。精神的压力是身心疾病的源泉，会削弱人体的免疫力，诱发失眠、神经衰弱、高血压等疾病。其实，大家不要觉得男性的心理有多么坚强，事实表明，男人在抵抗心理压力方面远不如女性。在第二次世界大战中，因遭受围困、轰炸而患精神病的男性足足比女性多了70%。

很多男人遇事喜欢自己憋在心里，想靠他自己说出来很难。但是大家记住，人体是一个内外统一的机体，"内有所变，外有所动"，心理的变化一定会引起外在的反应。前一段时间，罗女士跟我说，她丈夫最近脾气变得很差，说话总是呛人，自己都懒得理他。我听了告诉她：这个时候你千万不要对他爱搭不理，他肯定是遇到了什么烦心事，你要帮他把坏情绪及时排遣出来。罗女士听了我的建议，心平气和地和丈夫沟通，才知道丈夫生意上资金出现了问题，近一段时间愁得夜夜失眠。所以，一个好妻子一定要在生活中细心留意丈夫的情绪变化，如果情绪反常肯定表明心中有"鬼"。这时，好老婆应该多帮他们排忧解难，休息时应多跟丈夫聊聊天或出去散散步，提醒他们不以物喜，不以己悲。

再者，男人骨子里都是"大老粗"，关心别人都不会，更别说关心自己了。生活方式上一点也不会为健康考虑，吸烟，喝酒，暴饮暴食。良好的生活习惯是长寿的第一步，而男人的"坏习惯"都有可能成为今后健康路上的"绊脚石",这就需要妻子帮助丈夫把坏习惯一个个改掉,帮助丈夫戒烟、禁酒,按时作息,合理膳食。

人们常说,每位成功男人的背后都有一个女人。要我说是,每位成功男人的背后都有一位贤惠的好老婆。好老婆第一要关心的就是丈夫的健康,而聪明的丈夫也要把老婆当成老师,甘愿被老婆"严管",把身体健康完全托付于自己的妻子,不费一点心思就能健康地生活。俗话说:"家常饭,粗布衣,知冷知热是夫妻。"妻子体贴丈夫,丈夫怜爱娇妻,这样的爱情才能天长地久,这样的家庭才能根基牢固。

本书的小方法就是丈夫健康的"加油站"

人生就像是驾车,方向盘掌握在自己手里。要想让汽车跑得更远,不但要遵守安全交通法规,防止发生交通事故,还要时刻注意仪表盘的燃油提醒,在红灯亮之前及时加油,让汽车保持长久动力。如果由于自己的忽视错过了加油站,导致车子在半路汽油耗尽,那人生旅途基本上就这样终止了。

一个人寿命的长短是由四个因素决定的:遗传基因、生活环境、医疗条件、个人行为。基因是父母给的,环境是上天赐的,医疗条件是跟着社会发展水平走的,这些我们都控制不了。我们唯一能掌握

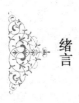
绪言

主动权的就是个人行为。生活方式健康点，遇见疾病勤看点，这样个人寿命就牢牢掌握在自己手中。

单位有个同事是个孝子，他父亲平常稍微不舒服便赶忙往医院送。也正是得益于他的这种坚持，老父亲今年93岁高龄了，身体依然没有大的毛病。所以说，我们若能在身体传递出危险信号的第一时间采取措施，及时纠正，便能在健康的大道上平稳前行。

我在这本书中提到的很多方法，其实就相当于在大家人生沿途上设立的"加油站"，不但为你们的健康及时补充燃料，而且质优价廉。比如说，对于男性头发早白的问题，我就推荐了一个验方——何首乌卤蛋：制何首乌50克，鸡蛋1个；制何首乌洗净后，切成小块，同鸡蛋一起放入锅内，再放入葱、生姜、食盐、料酒等调料调味，加水文火煮至鸡蛋熟，然后把鸡蛋捞出来，清水泡凉后剥去蛋壳，再放入锅中煮2分钟即可盛出来，吃蛋喝汤。何首乌50克，也就五六元钱，一剂药下来花不了10元钱，却能很好解决"少白头"的问题。现在年轻人工作压力大，早早地就长出了白头发，这是肾精亏虚、身体衰老的迹象，这个现象其实是在提醒你们赶紧补充能量。

类似这样的小方法还有很多，比如用花生叶、红枣治疗失眠多梦，用泥鳅治疗性功能低下。这些药物都是生活中常见的，有的甚至称不上是药物，就是我们平常吃的食物，花不了多少钱就可以帮你补充健康燃料，何乐而不为呢？小病小治，大病大治，重病不治。其实，我们若把工夫花在平时，很多小的疾病并不需要我们费太大力气去处理。

汽车加 1 升油能跑 14 千米。人在疾病刚开始出现的时候及时治疗，补充能量，可以帮你在人生的道路上走得更远。谁也不是"永动机"，男性朋友们，如果累了病了，就赶紧翻开这本书，找到相应的处理办法，及时为自己的健康加满"燃料"。

第一章

丈夫的自尊问题：
不肾虚最"性"福

强腰固膝首选杜仲，杜仲就能让丈夫的腰板壮壮的

作为男人，腰板一定要硬，只有腰板挺直了，男人的各方面才能硬起来。因为腰不好就等同于肾不好。中医认为"腰为肾之府"，府就是老巢的意思，眼瞅着自己的老巢快要垮了，人的身体还能行吗？

早上出门诊，碰见一位40多岁的中年男子双手护着自己的"水桶"腰，一步一顿地走进诊室。还没等他主动诉说，他的病症在我心里便已有了眉目。我观察到此人以手护腰，推断患病部位肯定在肾，另外，见他行动缓慢，无精打采，所以十有八九是个肾虚患者。

善诊者，观动静之常，审动静之变。当身体哪里不舒服的时候，人出于本能会以手相护。比如：以手护腹，多是胃脘痛；以手护心，多是心绞痛。不论是医生还是亲人，都应该第一时间接收患者身体传出的疾病信号。

果不其然，中年男子刚一落座，张口第一句话便是："大夫，我最近腰膝酸软，浑身没劲。"

经过一番询问，我得知这名男子是建筑工人，以前在工地上扛货物，一连干几天也不觉得累，可最近干半天就累得不行，腰部就感觉空荡荡的，又酸又软，软得都快架不住上半身的重量了。腿也开始不听使唤，膝盖不断打弯。该男子说他是靠力气吃饭的，如果干不成活就只能回家种地，所以一定要帮帮他。

我告诉他，腰膝酸软是肾精亏虚的一种表现，他这是肾虚。腰为肾之外府，膝为骨之节，而肾主骨，所以，腰膝强健全赖肾提供充足的养料。从身体结构来看，腰和膝都是人体的大关节，起着支撑人体的作用。出的力气大，吃的饭自然就多，如果肾精虚弱不能及时让它们吃饱肚子，它们就没劲干活，自然支撑乏力，出现酸软症状。

俗话说，月到十五光明少，人到中年万事休。也就是说，明月在农历十五以后，形体渐渐残缺，男人步入中年后，身体就开始走下坡路，形貌渐老，血气日渐衰弱。腰膝酸软其实就是身体虚弱传递出来的信号，如果你置之不理，接下来还会相继出现头晕耳鸣、阳痿早泄等症状。所以，这个时候要抓紧进补，及时帮肾一把。

怎么帮？很简单。我向他推荐了一个补肾虚的方子——核桃杜仲酒。选核桃仁120克，杜仲60克，小茴香30克，白酒2000毫升。先将核桃仁、杜仲、小茴香三味药打碎，找一个纱布扎起来，然后放入容器内，最后加入白酒密封。浸泡半个月后过滤去渣，一罐补肾益阳、强腰固膝的药酒便制成了。饮用时每次20毫升，每日2次，千万不要贪杯。

核桃仁是大家都爱吃的干果，超市里有售，不仅美味，还是补肾固精的要药。《医学衷中参西录》说："胡桃，为滋补肝肾，强健筋骨之要药，善治腰疼腿疼，一切筋骨疼痛。"核桃营养价值极高，被誉为"万岁子""长寿果"，多吃可以延年益寿。小茴香是咱们常用的调味品，性温，冬天做菜的时候放点，吃进肚子里热乎乎的。杜仲也是较常见的补肝肾、强腰膝、壮筋骨的中药材，药店里都有售，而且它性味平和，肾气不足的老人、身体虚弱的妇女、发育迟缓的小儿都适合使用。现在很流行用杜仲切片泡茶，可以强身健骨。

走的时候，我把诊室电话留给了他，告诉他，如果这个方子作用不明显，就给我打电话，我再视情况添几味药。一个月后，他给我发短信说药酒的效力很大，几杯酒下肚，身体已经好得差不多了。

药借酒势，酒行药力，以酒补肾可以达到事半功倍的效果。不过，如果有些朋友对酒过敏的话，可以尝试用杜仲泡茶喝，或是在家熬大骨汤的时候放几片杜仲，也可以起到壮腰补肾的效果。

核桃杜仲酒主要是补肾阳虚的。如果除了腰酸腿软之外，还伴有口干、烦躁、手心发热等症状，这说明是肾阴虚，这种情况用经典的中成药"六味地黄丸"就可以解决。

中国有句古话说："女人脖子男人腰。"意思就是，一个人将来能不能成大事，女人要看脖子，男子要看腰。一个男人腰杆挺不直，走起路来畏畏缩缩，那别人就会对他的实力心存疑虑。腰的状态反映肾的强弱，肾是生命之本，是人活动的动力，所以男人一定要学会补肾壮腰。

精神不振，喝杜仲五味壮阳茶

我们描述男性形体魁梧，性格坚毅，就会夸赞他有一股阳刚之气，可是现代社会越来越多的男人们正在丢失自己的阳刚之气。你看在地铁上、公交车上，男人们各个低头垂腰，满脸疲惫，无精打采地盯着各自的手机，显得毫无生气。

当然，这也不能全怪他们。现代社会以脑力劳动为主，男人们坐着工作，躺着睡觉，就连休息也是坐在沙发上看电视，一天 24 小时，身体几乎有 20 个小时都处于静止状态，"动养阳，静养阴"，身体不活动，阳气就不能生发，不能得到蓄养。你看那农场的小马驹，你越让它撒撒野，它越不容易生病，你若天天把它关在笼子里，它保准看起来病怏怏的。

30 岁的小李是名公务员，每天的工作就是坐在办公室整理材料，撰写文稿。最近他找我看病，说自己正处在亚健康状态。

我问怎么回事，他说自己近一段时间精神不振，浑身没劲，干什么都是心有余而力不足，工作也经常犯错误。

我诊查他的脉象，浮而濡。濡者，软也。脉象犹如水上的浮萍，散漫而无力，这说明身体气血虚弱的程度，已经到了不能固摄的地步，开始浮越到体表了。

我告诉他这是阳虚的表现。人活一口气，人的四肢运动、精神意识全靠阳气推动。阳气足则身体强健，百病不侵；阳气虚则身疲力乏，精神不振。

我知道经常坐办公室的人有喝茶的习惯，于是便借力打力，用一个茶饮方来治疗他的阳虚证。具体方法是选杜仲 20 克，五味子 9 克。上药研为粗末，用纱袋包裹住，放进暖水瓶里，用热水浸泡，盖上瓶盖闷 15 ~ 20 分钟后即可代茶饮用，一天内饮完。

这个方法对于办公族来说非常方便，省去了熬药、喝药的烦琐过程，喝茶的时候就不知不觉把病给治好了。

方中的杜仲和五味子都是常用药材，中药店里有售，而且价格便宜，远不及那些名贵茶叶。不过越是不起眼的东西，反倒是药用价值越高。杜仲是补肝肾、强筋骨的要药，温而不燥，适宜长期服用。《本草汇言》说："凡下焦之虚，非杜仲不补；下焦之湿，非杜仲不利。"现代药理研究证明，杜仲可以有效增强人体细胞物质代谢，防止肌肉骨骼老化，兴奋中枢神经，增强人体免疫力。

五味子这味药也是个宝贝。我们知道，中药讲究四气五味，辛散、酸收、甘缓、苦坚、咸软，药味不同功效也不同，对应的五脏也不相同。大多药材都只具备一到两种药性，但五味子却是药如其名，辛、甘、酸、苦、咸五味它全占了。这种五味俱全、五行相生的果实，能够全面平衡人体五脏，具有益气、生津、补肾、安神等多种功效，实属难得。

每天一壶茶，身体的阳气慢慢就补充过来了。一周后，我再遇见小李，发现他就像脱胎换骨一样，思维敏捷，充满生机。

当然，药物提供的阳气是我们借来的，只能解一时之忧。要想拥有长久的阳刚之气，男人们还是要自己掌握主动权，让身体动起来，平时多参加体育运动，篮球、足球、游泳，放松身心的同时还可以强身健体。毕竟，只有外练出筋骨皮，才能内练出一口气。

感觉倦怠乏力，就吃山药瘦肉粥

神，主人的精神状态、思维意识和行为活动。心为神之舍，如果心神不足，整个人就会倦怠乏力，意识恍惚。中医讲"心血不足则心神失养"，心血是何物？就是脾胃运化饮食水谷后产生的精气，被吸收入血管，奉养心脏的那部分，这些营养物质就是心神产生的物质基础。如果谁一天不吃饭，保准饿得眼冒金星，意识模糊，身体沉重。

所以，中医说脾胃是人体气血生化的源泉，脏腑、四肢百骸正常的生理活动，都有赖于脾胃所化生气血的充养。脾胃就像人们身体内的"厨子"，咱们每天进食的食物对它来说只是做饭的食材，它要把这些食材加工成美味佳肴，五脏六腑、四肢百骸才能吃得爽口，吃得舒服，身子骨才能具备精气神。

但是生活中很多男性不注意保养自己的脾胃，大口喝酒，大口吃肉，或者是图省事吃快餐，一顿饭狼吞虎咽几分钟就解决了。这样嘴上痛快了，脾胃却受不住了。一次、两次可以，若长期这样，脾胃就要闹罢工。

端午节的时候，我和几个朋友一起吃饭，老王在饭桌上精神萎靡，一个劲打哈欠，整个人跟没睡醒似的，朋友给他端酒他也不喝。

我当时就问他："怎么，昨天晚上没睡好吗？"

他摆摆手说："我也不知道怎么回事，上个月喝酒有点猛，连吐了三天，接下来整天就是这个状态，吃饭没有胃口，看见油腻辛辣的就反胃恶心，肢体倦怠乏力，看见床就想躺，看见椅子就想坐，干什么都提不起劲。"

我问他去医院检查过没有，他回答说上周去医院做了个胃镜，医生说没发现啥问题。有时候就是这样，明明感觉身体不适，但诊断仪器还是报告一切正常。这就是西医的弊端，把人看成一台机器，过分依靠指标和定量来说明问题，重视机体器质性的问题而忽视功能性的问题。

于是我让他伸出舌头，查看他的舌苔。老王的舌苔很淡，说明舌苔缺乏濡养，而且舌体微微发胖，两侧有明显齿痕。这是脾气虚的表现。脾开窍于舌，脾虚则运化无力，气虚则舌体失于充养。

我告诉老王说："你呀，肯定前一段喝酒太过了，把脾给得罪了。回头认个错，多哄哄就可以了。"

在家里跟老婆吵架了，男人首先想到的是做一顿好吃的犒劳犒劳媳妇。所以，给脾认错的方法也是做顿好吃的。我让老王每天吃一碗山药瘦肉粥，做法跟咱们平常熬粥一样：选鲜山药100～200克（干山药45～80克即可），瘦肉50～100克切成丁，然后和100克粳米同煮一个小时即可。

俗话说："宁吃开胃粥，不食皱眉饭。"粥最养脾胃，道理很简单，易消化呗！另外，粳米可补脾胃，养五脏，壮气力。山药也是补脾养胃的要药，性味甘平，补气而不燥，滋阴而不腻，为平补阴阳的圣品。瘦肉也是进补的好食材，《本草备注》说："猪肉，气味隽永，食之润肠胃，生精液，丰机体，泽皮肤。"

山药软糯细腻，猪肉滑嫩可口，再加上香气四溢的米香，就是神仙也忍不住尝上几口。最主要的是此粥能改善脾虚，从而治疗因脾胃虚弱，运化食物乏力，气血产生不足，心神失养，四肢不能充养而导致的倦怠乏力、失眠健忘、食欲缺乏的症状。连吃3天，老王便打来电话直夸我给他推荐的食补方，不单味道鲜美，而且治病养身，每天喝一碗山药瘦肉粥，感觉一整天都浑身有力气。

古人都喜欢用粥调补身体，陆游就曾深得米粥补养之益，专门写了一首《食粥》诗，夸赞它说："世人个个学长年，不悟长年在目前，我得宛丘平易法，早将食粥致神仙。"丈夫白天在外边辛苦一天，晚上回家后身体倦怠乏力，如果直接进食饭菜，不容易消化，这时妻子不妨做一碗山药瘦肉粥作为开胃粥，让脾兴奋起来。

肾气虚者易健忘，淫羊藿来补

"大夫，我最近总是丢三落四，去银行取钱却一时间想不起银行密码，满屋子找钥匙最后却发现钥匙在自己包里。去菜市场买菜，到家了却发现菜忘记拎了。我才 30 多岁，怎么就出现这样的情况，难道是自己未老先衰吗？"

门诊上很多男性朋友问我这样的问题，怀疑自己过早地患上了老年痴呆症。中医学上讲的健忘症，并不是老年痴呆，是因为大脑功能不在状态，记忆力减弱。

我有一个朋友在一家通讯公司上班，前段时间他负责公司的一个项目，天天忙着写方案，做计划。起初的时候，他感觉受到老板重用，干活特别有劲，每晚都熬夜加班。可没多久就扛不住了，整个人开始不在状态，不但工作效率低，而且健忘。前一分钟说的事，一扭脸就忘了。有时候和同事打招呼，张开嘴却一时想不起同事的名字。

他觉得自己是累坏了脑子，赶紧打电话向我询问补脑的办法。

中医认为"养脑必先补肾"。肾主骨、生髓，脑为髓海所充养。脑子不好使，其实很多时候是肾气虚的表现，人的思维意识虽然由大脑支配，但大脑这台机器的正常运转是靠肾气推动的。

于是，我告诉他一个通过淫羊藿补肾来达到健脑目的的方法。让他去药店买一些淫羊藿，每天取 20 克，洗净后兑入 300 毫升的水，文火煎至 200 毫升，一日分 3 次服用，持续饮用 1 个月。

淫羊藿味甘、性温，主归肝、肾两经，具有补肾阳、强筋骨的功效。朋友服用半个月后，打电话跟我说："用了这个方子，不但精力充足了，性功能也提高许多。"

我说："那当然，淫羊藿在中医里边是一味非常受欢迎的壮阳补肾药。"

相传南北朝时期的陶弘景，听一老羊倌说有种生长在树林灌木丛中的怪草，公羊啃吃以后，阴茎极易勃起，与母羊交配次数也明显增多，而且阳具长时间不疲软。说者无心，听者有意，陶弘景推断这肯定是一味补肾良药，后经过反复验证，果然证实这种野草的补肾壮阳作用不同凡响，遂将此药载入药典，并取名"淫羊藿"。

淫羊藿相较于其他补肾药，用法简单，单用即有效，若没时间煎，每天捏一小撮滚水泡茶也可以起到增进精力的效果。人的精力旺盛了，思维意识也会随之增强。

生活中，人们总会发出"越忙越忘，越忘越忙"的感慨。其实不论我们是"身"忙还是"脑"忙，归根结底都是"肾"在忙。汽车要跑需要油，空调制冷需要电，生命活动需要"精"。精是维系人体生长、发育和生殖的精微物质，人们不管是生活还是工作，包括大脑的思维意识，都需要消耗我们体内的基本生命物质。而这种物质从何而来？就是通过肾源源不断地补充。

现在很多男性朋友由于各种原因出现"未老肾先衰"，导致过早出现健忘症，这个时候与其服用一些价格昂贵的健脑保健品，倒不如去药店买几十块钱的淫羊藿给自己补补肾。对男人来说，肾是根本问题，肾好了其他一切问题也就迎刃而解了。

有了何首乌，不怕愁白头

笑一笑十年少，愁一愁白了头。战国时期伍子胥过昭关的时候，为了躲避楚国官兵的追捕，白天躲藏，晚上赶路，没几天就愁白了满头的乌发。苏东坡当年因乌台诗案被贬黄州，心中无尽忧愁，面对赤壁古战场也不禁感叹："故国神游，多情应笑我，早生华发。"

为什么殚精竭虑、忧愁满腹的人容易须发早白呢？这是因为"发为血之余"，头发的生长发育全靠人体血气提供营养物质。忧思困脾，郁怒伤肝。脾受困的人消化功能减弱，气血化生乏源，头发得不到滋养自然会失去光泽。另外，肝藏血，还具有调节全身各处血液供应的功能，郁怒伤肝，肝气郁结，肝藏血和调节血液供应的能力下降，肝脾两脏出现问题，血不养发，从而导致白发的产生。

所以，长期郁郁寡欢，操劳过度，或遭受精神压力等会过早地出现白发。

唐太太的丈夫是个商人，近几年因为公司效益不好愁得早早长出了白头发。作为妻子，唐太太是看在眼里疼在心里，各种护发素、染发剂都试过了，可是旧的虽然染黑了，但新长出来的还是白的。

我告诉唐太太，要想解决须发早白的问题得从根上下手。这和种庄稼的道理是一样，贫瘠的土地上是长不出绿油油的麦苗的。有句俗话不是说"庄稼一枝花，全靠肥当家"吗？田里的庄稼长不好，关键得给土地施肥，拔苗助长的做法是自欺欺人。

我给唐太太推荐的"肥料"是一个食疗方——何首乌卤蛋，就是用制何首乌为原料煮鸡蛋。选制何首乌 50 克，鸡蛋 1 个。先将制何首乌洗净，切成小块，然后把鸡蛋和制何首乌一起放入铝锅内（何首乌忌在铁器内煮食），再放入葱、生姜、食盐、料酒等调料调味，加水文火煮至鸡蛋熟，然后把鸡蛋捞出来，清水泡凉后剥去蛋壳，再放入锅中煮 2 分钟即可盛出来，最后吃蛋、喝汤。

何首乌自古是乌须发、强筋骨的要药。《开宝本草》将它的功效概括为"益气血，黑髭鬓，悦颜色，久服长筋骨，益精髓，延年不老"。

关于何首乌的来历，还有一个传说。很早以前在顺州南何县，有个叫田儿的小伙，他自小体弱多病，骨瘦如柴，50 多岁还一直未能娶妻生子。一日他外出寻求治病良药，因体力不支晕倒在路旁，梦里他看见两株 3 尺余长的藤蔓相交在一起，久久不散。醒后他感到诧异便挖出藤蔓下的根，见其形状大小、粗细长短各不相同。他不知这是何物，正在他百思不得其解的时候，对面来了一位长发老者，田儿向老者请教此为何物，老者说此藤所呈相交之象，似有龙凤呈祥之兆，这是上天赐给你的祥瑞，何不服之试试。田儿觉得有道理，回去后便把此藤晒干研成粉，每日服之，服了一段时间，田儿感到日渐强壮。一年后，田儿须发变得乌黑发亮，容颜润泽，似有返老还童之象，最后还娶了一位妙龄少女并生儿育女。

在以前，何首乌可是名贵药材，是中华九大仙草之一。不过现在随着中草药的广泛种植，何首乌价格也变得非常亲民，在药店 50 克的制何首乌也就 10 元钱左右，一个鸡蛋煮下来花不了 10 块钱，却能很好解决"少白头"的问题，并能延年益寿，何乐而不为呢？

唐太太听了我的一番描述，内心早已按捺不住那股兴奋劲，连连说这就回家试试。之后唐太太把每天早餐的清水煮鸡蛋改成了何首乌煮鸡蛋，没出两个月，她丈夫的白头发就越来越少了。

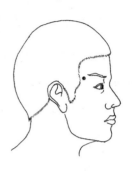

太阳穴图

除了食补，按摩头皮也可以加速头皮血液循环，增进对毛孔的血液供应，从而达到改善发质的效果。具体做法是：每天早晨起床后和临睡前用示指与中指揉搓头皮，先自前额头顶到后枕部，再从额两侧太阳穴到后枕部。每次按摩2～4分钟，每分钟来回搓揉30～40次。按摩时间可以慢慢增加，长期坚持去做，发质和色泽都会得到大幅度改善。

现在年轻人工作压力大，各有各的愁。有句顺口溜说："问君能有几多愁，死为墓地活为楼。"但是我劝大家，人生是条河，深浅都要过，遇见问题发愁是帮不上忙的，反而徒增白发，倒不如去乐观面对。

常吃核桃仁，聪明何需"绝顶"

热闹的马路不长草，聪明的脑袋不长毛。这虽然是句玩笑话，但科学证明，用脑过度的人确实更容易脱发。经常用脑会使大脑皮层供养的循环系统出现异常，使头发营养不良，导致脱落。

有数据显示，越是经济发达的地区，秃顶男子越多。在日本，30岁以上男子秃顶者已超过36%，在香港，秃顶男子更是随处可见。这其实和他们大脑长期处于疲惫和紧张的状态有关。

小刘是位博士生，年纪轻轻的，头发却和中年大叔一个模样，中间一块足球场，四周围着铁丝网。

就诊的时候小刘跟我诉苦说，虽然自己学历越来越高，但头发却越来越少，每天早上梳头，头发都大把大把地掉，以前因为一心求学也不心疼，想着掉了还能再长。可现在眼瞅着都快要谢顶了，自己急得跟热锅上的蚂蚁一样。

男人不怕没钱，就怕发际线上移。没了头发，再帅的男人都成了中年大叔。

我安慰小刘说不要着急，中医讲"发为血之余"，头发是身体气血物质的产物，头发脱落是因为营养不足，发育不良，平日里多给头皮"施点肥"，头发的长势自然就好了。

我向小刘推荐的具体方法是多吃核桃，为自己做份玻璃核桃仁。具体做法是选核桃仁250克，炒锅里放生油，烧至四成热时，放入核桃仁炸至漂起时捞出。然后锅内留少量底油，烧至五成热时放入白糖搅炒，待糖溶化起小泡时倒入核桃仁，颠翻拌匀，使糖稀均匀包围住核桃仁。

核桃仁酥脆适口，裹上白糖后形成晶莹剔透的结晶，看起来就像一层玻璃一样，吃起来甜润香醇，非常可口。

核桃仁味甘、性温，大补肾气。肾和头发的关系密切，肾主骨生发，肾气足则气血旺，头发则发育正常，表现为浓密、光亮、润泽。肾气虚则气血亏，头发生无所养，表现为稀少、枯萎、脱落。所以，中医美发第一法即为补肾法。核桃仁具有强肾养血的作用，久服核桃仁可以令头发乌黑亮泽，发质坚韧。

小刘回去就把玻璃核桃仁当成平常小食品，想起了就捏几粒填在嘴里，一年下来头发浓密多了。今年3月份还给我发了条微信照片，让我看他奋战一年的成果。

每个男人都想拥有智慧，但并不想变成秃顶，黑亮的头发是青春和健康的标志之一。但随着生活节奏越来越快，很多男性朋友年纪轻轻便遭受着脱发的困扰。大家不妨跟着小刘学习，把吃核桃当成一种习惯，久而久之头发就越长越多了。另外，生活上有些好习惯也可以帮助养护头发，比如保持愉快的心情，避免精神紧张，睡前用热水泡脚，早晨用梳子多梳梳头皮，促进头皮血液循环，这些都有利于生发、固发和增加头发的光泽度。

玉米须饮助排石

我们平常吃的食物会在体内形成钙离子，通常情况下这些微小的钙质会随着体内水液排出体外，但如果身体水液减少，钙离子就会沉淀形成结晶核，并最终聚小成多变成结石。夏季是肾结石的高发季节，就是因为夏季天气炎热，人体出汗量大，排尿量减少。

青壮年是肾结石的高发人群。卫生统计显示，肾结石发病的高峰年龄是20～50岁，其中男性发病率是女性的2～3倍。为什么患肾结石的人群都是社会的主要劳动力？道理很简单，忙！忙得连喝水都顾不上。

上个月我接诊了一位肾结石患者。患者才26岁，刚工作1年便出现了肾结石，排尿的时候艰涩灼热，腰腹部位隐隐作痛，来医院一检查，发现肾盂与输尿管连接的区域有三四个2毫米左右的结石。

当时我就疑惑，心想小伙子体格健硕，一看就是爱运动的人，怎么会得结石呢？后来经过询问才知，原来小伙子平常基本上不喝白开水，渴了就喝运动饮料。这里要向大家重申一个误区，饮料不能代替日常饮水。因为饮料含有很多糖分和防腐剂，并不能很好地补充人体丢失的体液。

我告诉他，若想今后不再长结石，你要改掉不喝白开水的习惯。"活"字的左边是三滴水，人的生命活动离不开水。

他问我用不用碎石，我告诉他对小于 5 毫米的结石根本用不着碎石。黄河治沙有个诀窍，就是每年一定时间开闸泄水，通过上游水流来把下游淤积的泥沙冲走，所以治疗肾结石我们也选择用"水攻"。

我给小伙子开的方子是：玉米须 50 克，车前子 20 克，生甘草 10 克，加水 500 毫升煎至 400 毫升，去渣，每日分 3 次温服。

肾结石属于中医"石淋"范畴，多因下焦积热，煎熬水液所致。玉米须味甘、性平，归膀胱经，具有清热利尿之功，服用玉米须水后排尿多了，小结石就随着尿液排出去了。玉米须为君，配上同样具有利尿通淋效果的车前子，再以甘草为佐调和药性，君臣共济对治疗肾结石初起效果很好。

连吃 1 个月的上述两味药后，小伙子看见自己排尿时尿液中夹杂着许多细小的颗粒，而且颗粒排除后小便比平常顺畅多了，他暗喜这是把结石排出去了。这周他专门来医院做了个 B 超，拿出片子一看高兴得不得了，原先的结石已经消失没影了。

肾结石虽然不是什么大的毛病，但是长时间置之不管会引起尿路阻塞，造成排尿困难、肾积水，所以大家不能忽视。只要发现排尿时出现尿道疼痛，艰涩不畅，时有中断，腰腹隐痛的症状，就赶紧去医院做个检查。

再者，一些体育活动也可以很好地帮助排石，这里我向大家推荐一个排石操，具体如下。

原地直腿跳跃：患者直立在原地，然后深蹲、摆臂、蹬地用力向上跳起，落地后，再深蹲，并连续重复上述跳跃动作。5~10次为1组，每周练习2~3次。

原地收复跳跃：患者半蹲在原地，然后收腿、收腹、摆臂用力向上跳起，下落后还原为半蹲状，并连续重复练习上述动作。每周2次，每次练3组，每组10~20个。

原地跳起旋转：患者半蹲在原地，然后摆臂跳起，并旋转90°~360°，下落后还原半蹲在原地，并连续重复练习上述动作。每周2次，每次5~10个。

通过运动排石，再多喝水把结石通过尿液排出体外，也不失为简便有效的办法，大家可以尝试一下。

肾俞穴，补肾穴

腰痛是很多人都会面临的问题，它在生活中如牙痛一样，是个小毛病，但是有时候又不得不警惕，它可能并不是个小毛病，很可能潜藏其他的疾病，特别是老年人，腰痛可能是肾虚引起的。

在门诊，总会见到一些腰痛的中老年朋友。当我告诉他们，如果把肾护好了，腰自然就不会有问题的时候，很多人都觉得不可思议。其实，中医典籍中有句经典的话叫"腰者，肾之府"。这五个字的意思很简单，腰是肾的家，反过来就是说，肾是腰的主人。

古话说："肾气一虚，腰必痛矣。"肾主骨、生髓，如果肾精不足，骨的支撑力就会减弱，那么，首先受到影响的就是腰部。所以，护腰就要先护肾。

说到这，有个穴位不得不提，那就是肾俞穴。它与人的肾息息相关，位于腰部，在和脐同一水平线的脊椎左右两边双指宽处。长时间从事脑力劳动而又少运动的人，平常多按摩肾俞穴有强肾的作用，能够缓解久坐不动引起的阳气相对不足，无力、疲劳等各类不适感。同时还可以舒筋通络，增进腰部气血循环，消除腰肌疲劳，缓解腰肌痉挛和腰部疼痛，使腰部活动灵活、健壮有力。

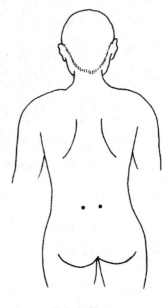

肾俞穴图

具体的按摩方法是：双掌摩擦至热后，把掌心贴于肾俞穴，这样反复 3～5 分钟，或直接以手指按揉肾俞穴，至出现酸胀感，并且腰部微微发热。

我经常用这个方法顺时针按揉这个穴位，自己感觉还是很有效的。这么多年了，我的腰没跟我"叫过板"。

有时候，门诊的患者会特别多，坐诊时间过长，我就会感觉腰部疼痛。但我知道，这并不是说我的腰有问题，因为这种疼痛只是暂时的。这个时候，我会花几分钟时间，用手掌拍打背后的肾俞穴，每次拍打百十次，腰部的酸痛感很快就减轻了。这是个简易的按摩方法，虽然简单，但关键是刺激到了肾俞穴，就会有效果。

肾俞穴也不难找，通俗点讲，它就在我们平常所扎的皮带和腰椎交叉处向上约 4 指的地方。经常拍打肾俞穴，既能培补肾元，又可以缓解腰肌劳损，还可以保护腰部，简直是一举多得。

老梁是我们医院"120"司机，前段时间来找我，说是腰痛，我让他去做检查，他说他刚检查过，没发现腰椎有什么问题，身体器官都很正常。听他这么一说，那这腰疼定是长期开车劳损耗伤肾气的问题。于是，我就给他说了上边的按摩肾俞穴的方法。

上周我坐老梁的车出去办事。他对我说："这中医穴位按摩的方法真是神奇，我每天下班回家让老婆帮我按一会儿，现在腰不疼了。"其实，只要能坚持每天按摩肾俞穴，对于腰疼、肾脏病、精力减退等都有一定的治疗效果。

事实上，肾虚是引发各类慢性病的根源，也是导致人体衰老的根本原因。俗话说十肾九虚，实际上是指大部分中老年人都存在不同程度的肾虚，甚至相当一部分年轻人也有肾虚的情况。要想改善这种情况，就要坚持按摩肾俞穴，这样可增加肾血流量，改善肾功能，达到养护补肾的功效。

中医认为，肾乃五脏六腑之根本，肾气足则体健神旺，肾气虚则免疫及循环系统衰退，引发百病。所以，拥有健康的肾对一个人的重要性不言而喻。

赶快行动起来吧，别让肾虚拖了你漫漫人生路的后腿。经常按摩肾俞穴，补肾方便又有效。

会阴穴，壮阳穴

阳痿、早泄、前列腺炎等一系列男科疾病是困扰很多男人的难题，这些病会让一个阳光的人变得自信心全无。就拿前列腺来说，它是一个很麻烦的器官，换言之，是个是非之地。年轻的时候，没前列腺还不行，要靠它分泌的前列腺液和部分激素的合成，完成性生活、生育和排尿的工作；到了老年，又会出现前列腺增生的情况。绝大部分男人，特别是 55 岁以后，都会有不同程度的前列腺肥大，从而出现不是尿不出来，就是控制不住排尿的情况。

现在，有前列腺疾病的人越来越年轻了，只是由于这病张不开嘴，所以很少有人愿意提及，但实际上患者相当多。在老百姓中流传这么一个顺口溜："大会不发言，小会不发言，前列腺发炎。"这形象地说明了前列腺出毛病对男人的影响，它会使人产生自卑的心理，严重影响工作和生活。

我就诊治过很多前列腺炎患者，记得较清楚的一位是刚结婚不久的小曹，他来找我说自己性功能不行，这才刚结婚就对性生活提不起兴趣，吃了很多壮阳的食物和壮阳药都没什么效果。我让他做了 B 超，结果显示他患有前列腺炎。

经过我再三询问，他说自己上学的时候经常手淫，而且还很频繁。这就是导致前列腺炎的一个大因素，虽然现在改掉了这个坏毛病，但是疾病已经形成。

前列腺炎不仅会引起射精时的不适感，导致男性性生活中性欲降低、早泄，长期还会引起男性阳痿等性功能障碍疾病。另外，男性得了前列腺炎，还会出现失眠多梦、记忆力减退等精神衰弱症状，严重影响生活和工作。

考虑到这些情况，我给小曹开了一些消炎药，同时告诉他按摩会阴穴对他的前列腺炎会有很好的效果。

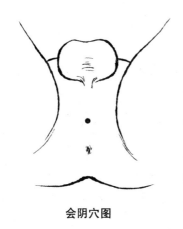

会阴穴图

会阴穴是一个任脉、督脉、冲脉的交会穴，它位于前阴（外生殖器）与后阴（肛门）之间的会阴部，阴囊根部与肛门连线的中点的凹陷处。具体的按摩方法是：仰卧半坐，然后屈膝取穴，将自己的两手搓热，将示指轻轻地按摩会阴穴108下，早晚各1次。

按摩时你会感觉这个部位里面也会有很多疙疙瘩瘩的东西，刚开始按摩的时候，也不太受力。如果经常按摩的话，就会感觉疙疙瘩瘩的东西不见了。按摩的力度以你能承受，不感觉痛为度。

事实上，会阴穴为人体的壮阳穴。会阴，顾名思义就是阴经脉气交会之所。此穴与人体头顶的百会穴为一直线，是人体精气的通道。百会为阳接天气，会阴为阴收地气，二者互相依存，相似相应，统摄着真气在任督二脉上的正常运行，维持体内阴阳气血的平衡，它是人体生命活动的要害部位。经常按摩会阴穴，能疏通体内脉结，促进阴阳气的交接与循环，对调节生理和生殖功能有独特的作用。想预防和治疗前列腺疾病，你就要经常按摩此穴，相信你的性能力会有明显提高。

你还在为自己的前列腺疾病、阳痿、早泄等男科疾病而烦恼吗？你想拥有更强的性功能吗？其实很简单，根本不需要这鞭那鞭的乱补，你只要抽出点时间做做会阴穴按摩，胜过吃任何壮阳药。

丈夫的更年期不容忽视

不要以为更年期是女性的专利，男人也会经历更年期。

世界卫生组织调查数据显示，男人从 45 岁开始体内的睾酮水平会以每年 1%～2% 的速度递减。睾酮是什么？就是睾丸素，身体哪里有睾丸素，哪里雄激素就旺盛。睾酮分泌的多少对男人肌肉强度、骨质密度、机体免疫、性功能等起着重要作用。正是因为男性睾酮分泌是女性的 20 倍，才决定男性比女性体格更强壮，性格更坚毅。所以，男性更年期的医学名称又叫"中老年男性部分雄激素缺乏综合征"。

为什么男人到中年开始多愁善感，追忆往事，工作精力大不如以前，精神容易紧张，身体容易疲倦，记忆力下降？说到底是体内的睾酮分泌量减少了，男人的阳刚之气丢失了。

男人的阳气如何补？中医有句话叫"药补不如食补"，提高睾酮分泌的最简便的方法就是多吃富有蛋白质、钙质和多种维生素的食物，这和中医以食药同源的办法滋补肾气的理论一致。中医认为，男性性功能减退，主要是因为随着年龄的增长，肾气逐渐减弱。生活中滋补肾气的食物有很多，如羊肉、黑豆、栗子、木耳、泥鳅等，生活中进补这些食物可以达到治病养身的效果。

葛先生是我的一个朋友，他自己开了一个度假农庄。有一年，他邀请我去农庄做客，席间他向我述说自己身体虚弱，神疲乏力，干劲不如从前，而且经常失眠多梦。我告诉他，这是人到中年遭遇了更年期危机。

我指着他农庄里种的栗子树说，栗子性温，入肾经，能补肾健脾、强身壮骨，它不像核桃、榛子、杏仁等坚果那样富含油脂，最适合你这个年龄进补。栗子中不仅含有大量淀粉，而且含有丰富的蛋白质、脂肪、B族维生素等多种营养成分，在国外被称为"人参果"。

栗子可以生吃，也可食疗，我让葛先生多用栗子羊肉汤进补。选补肾强骨的栗子30克，滋补肾阳的羊肉300克，再配补气滋阴的枸杞子15克，调料适量。先将羊肉洗净切块，与栗子肉、枸杞子同放入锅内，加水煮沸后调味，煮至羊肉熟后即可。一周吃2~3次就可以了，不要多吃，羊肉性燥，吃多了反而容易上火。

该药膳有养阴益肾、健脾益气的功效，对治疗更年期肾阴亏虚、腰膝酸软、神疲乏力、精力减退、记忆力下降、失眠心悸、多梦健忘等症状有明显效果。葛先生用栗子羊肉汤调理两个月，感觉效果不错，还专门托人送我一箱栗子，说让我也补补。

中医讲黑色入肾。生活中许多黑色食物其实都是补肾的良药，比如黑米、乌鸡、黑芝麻、黑豆、黑木耳、紫菜，大家平常做饭的时候都可以加一点这些食材。

男人四十是道坎，这道坎就是男性更年期，迈过去了，以后的生活质量直线上升，若是在此处跌倒了，那后半生就要跟医院打交道了。所以，男人更年期不容忽视。对男性而言，公务员、白领、IT人士等坐着办公的人群，由于平常活动量小，身体睾酮分泌量容易不足，所以是更年期的高发人群、重点人群，需要重点防护。我建议此类人在进入更年期之前就开始进补栗子羊肉汤，把身体阳气补得足足的，百病不侵。

常食肉苁蓉，夜夜壮如小伙子

性是爱的升华，是夫妻生活的黏合剂。当丈夫对妻子提不起"性趣"的时候，夫妻关系就会由此出现裂痕。

常女士很爱自己的丈夫，但她觉得丈夫一点也不爱她，原因很简单，结婚两年多了丈夫很少主动提出要求行房事，似乎对她没有一点"性致"。每次她性趣高涨的时候，丈夫都以太累、太困，状态不好为借口拒绝。她感觉自己瞬间被泼了一桶冷水，非常伤心。就算丈夫偶尔来了性趣，完事后也是呼呼大睡，把她冷落在一旁。

有好几次，她都怀疑丈夫在外边有别的女人，可经过一番侦查，丈夫每天按时上班、下班，并没有越轨行为，而且他也承认自己非常爱她。

常女士觉得一个正值壮年的成年男性对性爱没有兴趣，这完全不可理喻。

我开导常女士说，男人不是性爱机器，并不是你想让他工作的时候他就工作。俗话说，饱暖思淫欲。现在的男人们在重压之下满脑子都是想着如何赚钱，白天拼命工作累得筋疲力尽，到了晚上唯一想做的事就是休息，根本没有闲工夫考虑性爱，这是性欲低下的表现。

常女士听了我的话也觉得有几分道理。

我说男人性欲低下是由于肾阳虚损。人体的肾阳是一定的，白天用多了，留给晚上的就少。治疗的时候，我们可以通过温肾助阳的药物来补充男人的肾阳。

我向常女士推荐的是常食肉苁蓉，每周为丈夫做两顿"苁蓉羊肉粥"。选肉苁蓉20克，羊肉100克，大米150克，葱白3茎，生姜5片。先将羊肉洗净、切细，葱、姜亦切碎，用砂锅先煎肉苁蓉，取汁去渣，然后放入羊肉和适量大米同煮，待粥将煮好时撒上葱沫、姜末和其他调味品即可食用。

此食疗方出自《证类本草》，是古代治疗性欲降低、提高性功能的食疗方法。

过了1个月，常女士又来找我，并要求我再多开一点肉苁蓉，说效果很不错，自从食了这个苁蓉羊肉粥，夫妻间的性生活变得频繁了。现在，她理解丈夫在外边工作很辛苦，知道男人也有累的时候，所以她想把肉苁蓉列为家庭养生粥，每隔两天就给丈夫熬一碗，让丈夫白天在外边精力充沛，晚上回到家依旧雄风不减。

肉苁蓉有补肾壮阳之功，在古代药材中位属上品。现代中药药理学的研究表明，肉苁蓉含有丰富的生物碱、氨基酸、微量元素、维生素等成分，能补肾阳，益精血，治疗阳虚症状。

据说，肉苁蓉还是天神赐给成吉思汗的神物。公元1190年，成吉思汗的结拜兄弟札木合因嫉妒成吉思汗，联合泰赤乌等13部，共3万人，进攻成吉思汗。成吉思汗交战失利，被围困于沙山，饥渴难耐，筋疲力尽。而当时札木合残忍地将俘虏分七十大锅煮杀，激怒了天神。天神派出了神马，神马一跃到成吉思汗面前，仰天长啸，将精血射向树根，然后用蹄子刨出了像神马生殖器一样的植物根块。成吉思汗与部将们吃了根块，神力涌现，冲下沙山，一举击溃了札木合部落，为统一蒙古奠定了基础。

因此，肉苁蓉有"沙漠人参"之称，被列为历朝历代的贡品。古代皇上坐拥佳丽三千恐怕靠的就是这个神奇的壮阳药。

再者，据有关调查显示，缺锌也是导致男子性欲低下的原因之一。如果男子每天的性生活消耗的精液按2~6毫升来计算的话，每次性生活就可能丧失150~600微克的锌元素。锌元素得不到及时补充，就会影响下次的使用。所以性欲低下的男人平常要注意补锌，多食蟹类、鳝鱼、花生、鸡蛋、芝麻等含锌比较高的食物。

治疗早泄，比药更管用的是妻子的关怀

有一年，我去四川旅游。有一个风景区里边设了一堵许愿墙，很多游客把平常自己想说却不敢说的话匿名写成纸条粘贴在墙上，其中我读到了这样一段话。"老婆，我很爱你，我也知道你很爱我，但是每当看到你妩媚的眼神、挑逗的举动我就非常害怕，我知道自己身体出了问题，无法给你"性福"。虽然你没有表现出不满，但从你失望的眼神中我能读出你的无奈。你每天都催促让我看医生，可是我每天工作都很累，根本不愿想这些事情，我心里的痛你能感觉得到吗？"

男人早泄多半和累有很大关系。随着生活节奏的加快，男人肩上的担子也越来越重。很多时候，男人上边硬了，下边却软了，有些男人生理上不堪重负，性生活方面也跟着力不从心，出现早泄。

夫妻性事，就像两国交战，过早缴枪被认为是软弱的表现。所

以，早泄让很多男性朋友承受着极大的心理负担，怕被妻子看不起，让心爱的人失望，将心酸埋藏于心底。这个时候男人更需要的或许不是药物，而是来自于妻子的宽慰与鼓励。如果妻子不能很好地理解丈夫的痛苦，一味地因为自己得不到满足而向丈夫抱怨，反而会让丈夫产生厌倦情绪，加重早泄病情。

徐女士最近行房事的时候发现丈夫总不在状态，自己还未达到高潮，丈夫便提前射精了。自己没有尽兴却又不敢跟丈夫说。她知道丈夫是个要强的人，如果让丈夫意识到无法满足自己，他就会觉得自己无能，心理上开始逃避、自责。徐女士的丈夫是一家公司的销售经理，她很理解丈夫的工作，丈夫每天都自己开车下去跑市场，一天都得不到休息。所以，她也不想因为这事再让丈夫堵心，于是便自己偷偷来到医院代丈夫看病。

徐女士把情况一五一十地跟我一说，我忍不住伸出大拇指夸她处理得好。男人对早泄大多是羞于启齿，自然不愿去医院看病。很多女性一发现丈夫早泄便催促其去医院治疗，这虽然也是爱的表现，但锥子太直容易扎人，无形中会伤丈夫的自尊心，对治疗没有帮助。

我告诉徐女士，忧思伤脾胃，男人们心里装的事多，吃不下饭就会导致气血不足，气血不足，后天不能充养先天，肾气就会不固。肾气就好比一扇门，把人体津液锁在肾里，如果门关不严，精液就排泄无度，出现早泄。所以，男人治疗早泄做好的办法就是食补。

我为徐女士推荐进补的食疗方是泥鳅炖豆腐。泥鳅炖豆腐是河南周口的一道名菜。家常做法是取泥鳅 500 克（小泥鳅最佳），豆腐 250 克，葱、蒜、姜适量。买回来的活泥鳅先在清水里静养两天，滴数滴清油到水里，让泥鳅排尽肚内泥沙，注意中间要勤换水（此办法就能把泥鳅肚内泥沙清理干净，无须再破肚，吃的时候别出肠肚即可）。将豆腐放入开水里浸泡10分钟。随后，锅里倒进凉水，放入豆腐和泥鳅慢慢加火煮开，撇干净浮沫，淋入姜、蒜、油、腐乳汁等调料，大火烧开后转中小火慢慢炖20分钟即可食用。

在古代，泥鳅和豆腐都被认为是营养价值很高的食物。泥鳅甘平，补中益气。因喜居于静水底层，所以滋阴效果最好，有"水中人参"之称。据营养学家分析，泥鳅所含的蛋白质、脂肪、钙、磷及维生素等成分，均超过一般鱼类的含量，且其肉质细嫩鲜美。豆腐不仅是味美的食品，还具有养生保健的作用，归脾、胃两经，能益气宽中，生津润燥。中医有句话叫"豆腐得味，堪比燕窝"，说明豆腐做得好，跟燕窝一个档次。所以豆腐和泥鳅同煮，可谓双剑合璧，最宜滋补。

当丈夫托着疲惫的身子回家后，妻子端上一碗满载着自己关爱的泥鳅豆腐汤，谁能想到这其实是曲线救国，最终目的是为了治疗早泄呢？所以，聪明的妻子懂得把爱装扮成三月的春雨，在不知不觉中滋润丈夫。徐女士听了我的建议，不但每天为丈夫准备滋补汤，而且在精神上给予鼓励和宽慰，3个月后，徐女士便给我打电话表示感谢，说他俩的夫妻生活终于回归正常了。

除了食疗，体育锻炼也是增强男性性能力的有效办法，因为做爱是一件体力活。平常除了食补，还可以多做一些增强腰部和手臂力量的运动。比如晚上睡觉前，学猫儿一样伸展身体。首先，双臂向前伸展，俯身手掌触地。然后，将膝盖以上身体缓缓向后移动，但双膝始终要紧贴地面，做跪状，一直后移到臀部贴住脚跟，并尽量舒展手臂、头和背部，舒展动作维持10~15秒，然后慢慢放松，再重复整个动作。腰背和手臂这些肢体是做爱的着力点，通过锻炼这些部位，也可以达到治疗早泄的目的。

另外，面对在早泄期的丈夫，妻子在性行为上也要主动配合治疗。比如限制性爱次数，学会拒绝，把丈夫的胃口吊起来，这样才能激发他对你的性趣，不是有句话叫"得不到的永远在骚动"嘛！

丈夫坚挺才是硬道理

男人的话题总是离不开性爱。每当和朋友喝酒聚会，听着席间朋友们自豪地攀比自己多么厉害的时候，林先生都觉得无地自容，只得默默地端起酒杯，饮下一杯苦酒。

林先生是我的一位老患者，患的是阳痿。阳痿对男人来说就像梦魇一般，令人深感恐惧与痛苦。仔细想想也确实如此，男人被教育了一辈子遇事要坚强，要刚毅，可当要和自己心爱的女人共赴巫山云雨的时候，下边却硬不起来，搁谁谁都觉得羞愧难当。

林先生感叹说，以前自己是一门心思扑在工作上，希望打拼出一番事业，经常跑外地出差，让妻子独守空房。现在经济实力提高了，自己的时间也充裕了，想着终于可以好好享受夫妻恩爱了，可自己不争气，做爱的时候阴茎疲软无力，插不进去。我知道妻子嘴上不说，但心里肯定也十分难受。有几次我也试了"伟哥"，确实有用，但听人说这东西对身体不好，我也不敢经常吃。我这样一个情况，真怀疑长期下去，老婆还会不会继续爱我。

我听了，安慰他说，你爱人被你冷落这么多年，若是不爱为何不趁早。不过，每个成年人对性爱都有欲望，就像火山需要不定时释放，如果长期性欲望遭到压制，会对身体和心理造成影响。所以，作为一个男人，你要对自己的妻子负责，要积极治疗，及早弥补妻子的遗憾。

中医认为，阳痿的主要病机是命门火衰，也就是肾阳衰微。

古人和阳痿斗争了上千年，也形成了自己独特的见解。中医学认为肾与性功能的关系最为密切。《黄帝内经》说："肾，主藏精，主生殖发育，主骨生髓""肾为作强之官。"人的生长、发育、性能力和生殖都靠肾阳推动。肾阳就像是人体内的一团火，人体功能遇阳则动，遇阴则静，火衰则精与血皆衰，所以很多阳痿的男人伴有不同程度面色㿠白、畏寒肢冷、精神萎靡、腰膝酸软的虚寒症状。

男人丢了肾阳，就像手机缺电，汽车没油，做爱的时候自然动力不足，不在状态。男子肾阳不足千万别急于吃补药，大补伤身，罗马城不是一天建成的，要做好打持久战的准备。

林先生有喝小酒的习惯，我就告诉他一个酒补法。选鹿茸 1.5 克，淫羊藿 60 克，白酒 500 毫升。将鹿茸和淫羊藿放进白酒中浸泡，为了引药归经，可再加入 5 克食盐。7～15 天后可以饮用，每晚 1 次，每次可小酌 20 毫升。喝完后继续制作，直到起效为止。

鹿茸是壮肾阳、补精髓的名贵药材。清朝皇帝因为祖籍东北，有食鹿茸的习惯，所以个个多子多孙。以前普通老百姓是吃不到鹿茸的，现在人工驯鹿业成熟，鹿茸产量也提高了，1 克也就十几块钱，我们制成鹿茸酒后，1 克鹿茸能够我们使用 1 周左右，非常划算。淫羊藿是治疗肾虚阳痿的常用药，虽然没有鹿茸名气大，但功效一点也不弱。《本草正义》记载："淫羊藿，禀性辛温，专壮肾阳。"酒有通经络的作用，能促进血液循环，加快药效在身体里发挥作用。另外，酒本身具有助阳的作用，所以男人酒后容易把持不住。

不过，酒性辛热，喝多容易伤身，所以每次饮用不要超过20毫升。

如今的林先生早已摆脱了阳痿的困扰，上个月他介绍朋友找我看病，还悄悄跟我说，男人不坚挺不行，只有命根子硬了，干其他事情才能信心百倍。

另外，很多男性步入中年之后，随着工作与家庭均已经稳定，自己也丧失了运动的活力。其实，运动与性能力的强弱也有很紧密的联系。

波士顿医药大学戈登斯坦博士做过一项研究，他选取了近600位男性为研究对象，追踪这些人的生活形态，耗时9年，发现有运动习惯的男性患阳痿的概率较低。

男人本性为阳，主动。所以男人一定要顺应自己的本性，多参加体育锻炼。打球、散步、游泳、健身，这些都是壮阳的好办法，只有这样才能从内到外都强壮起来。

小便量多色清是肾虚寒表现

《素问·逆调论》上说："肾者水脏，主津液。"肾为水脏，具有调节体内水液平衡的重要作用。人体尿液的排泄主要依赖肾阳的气化功能。在正常情况下，人体的肾阳充足，肾中的精气能够正常蒸腾汽化，从而完成排尿。所以说，通过观察人体的尿色和尿量可以反映肾中阳气的状态。

人体代谢的水液是一定的，成人白天一般排尿4~6次，一次在

200～400 毫升。尿液的正常颜色为淡黄色。如果尿量太多，颜色太浅，说明身体内肾阳虚弱，肾阴相对亢盛，身体内寒性占主动地位。

肾和尿的密切关系，其实在老百姓心中早已根深蒂固，很多人在发觉排尿异常时都会下意识联系到自己的肾。

前几天一个老大爷来门诊看病，他见了我第一句话便说："大夫，我这几天小便不正常，是不是肾出了问题？"

原来他这几天注意到自己，虽然白天喝水不多，但尿量却非常大。而且小便清长，以前是微微的淡黄色，现在跟凉白开没啥区别。每次排完尿还忍不住打一个寒战，觉得浑身发冷。他知道人体内的水分是一定的，如果进得少出得多，收支不平衡，身体早晚要"破产"，所以他急急忙忙来医院就诊。

我说："你的考虑没错，小便量多色清是肾虚寒的表现。肾阳就是人身体的太阳，太阳光照足，则四季如春，身体暖洋洋。太阳光照少，则天寒地冻，身体冷冰冰。"

我把了把脉，又对他说："你这是虚寒初起，只是影响了排尿，如果放任不理，下一步就会出现腰膝酸冷、四肢厥冷等症状。"

大爷听了，急切地询问医治的办法。我说："男人的很多不适症状，并不是因为脏器的器质性病变，仅仅是功能出现了减弱，用一些暖肾涩尿的温补药就可以了。"

我给他开了 100 克的益智仁，每次取 10 克，然后配核桃肉 15 克，怀山药 15 克。3 味药用水煎，每日 1 剂，分 2 次服用。

益智仁辛温，有暖肾固精的作用，有经验的老人们会用它来治疗小儿半夜尿床。核桃肉补肾益精，久食核桃肉可以延年益寿。怀山药味甘、性平，补脾养胃，补肾涩精，是河南的四大怀山药之一，自古以来就被视为物美价廉的补虚佳品，既可入药，又可入菜，深受老百姓喜爱。

药不在多而在于精，别看我给他开的方子只有区区 3 味药，但这 3 味药各个都是攻城略地的"大将军"，在老百姓心中名气很大，是人所共知的滋补佳品。该大爷仅仅用了 3 剂，排尿、排便就正常了，身体也不觉得发冷了，精神头也足了。

尿液是人体新陈代谢后排出的废物，如果人体某个功能失常，身体内的营养物质还未吸收就被当成废物给排出去了，这对我们自己来说着实是一种浪费。所以，男人一定要时刻注意自己尿液的质量，毕竟自己的肥水不能流到外人的田地里嘛！

用好补骨脂，夜尿不再多

如果说膀胱是人体的蓄水池，那肾阳就是安在蓄水池上的水龙头。中医认为，肾为水脏，负责调节人体内水液平衡，该排的时候排，该泄的时候泄，如果肾阳不足，这蓄水池的水龙头就关不严，导致水液被无缘无故地浪费掉。

曹先生近段时间夜尿频多，半夜总是被小便憋醒，一晚上要上五六次卫生间。正常人夜里小便也就 0 ~ 2 次，如果超出这个范围，就属于尿频，是肾阳虚的表现。

曹先生听了我的诊断问，"既然是肾虚，那为什么自己白天感觉不出来呢？"

我回答说，白天阳气旺盛，尚能助肾阳一臂之力，到了晚上阴气重，肾阳缺乏外界阳气的帮助，就无能为力了。其实，只在夜晚尿频，说明肾阳亏虚的还不算厉害，如果放任不管，那就发展到白天也会尿急、尿频。

我对曹先生说，夜尿频多就像是人体的水龙头松了，我们找来扳手拧紧就行了，而这个扳手就是补骨脂。补骨脂是男人温肾助阳、纳气止泻的要药。火即是肾阳，土即是脾。《本草经疏》记载："补骨脂，能暖水脏；阴中生阳，壮火益土之要药也。"

相传，补骨脂温肾助阳的功效是唐朝郑愚实践而得的。唐朝元和年间，75岁高龄的相国郑愚被皇上任命为海南节度使。年迈体衰的郑相国只好马不停蹄地去赴任。由于旅途劳顿和水土不服，他众疾俱作，阳气衰微，一病不起。这时，诃陵国李氏三番登府推荐当地的"神药"，郑相国抱着试试看的心理，按照李氏介绍的方法，服后七八日，渐觉应验，又连服10日，众疾竟豁然而愈。郑相国急忙询问此药是什么名字，李氏回答说是"补骨脂"。

后来，郑愚常服此药品，身体康健，从不生病，直到82岁才辞官回京，将此药广为介绍，并吟诗一首："七年使节向边隅，人言方知药物殊。奇得春光采在手，青娥休笑白髭须。"

补肾的药物很多，为什么要选补骨脂？因为补骨脂大温气厚，味苦，气厚则药性趋向于下，偏走命门，善补元阳，味苦则兼有收涩之功。所以，补骨脂是用于治疗肾虚夜尿的不二之选。

我给曹先生开的药方是，取补骨脂12克，鱼鳔15克，两味水煎50分钟后加适量调味品，饮汤、食鱼鳔。

鱼鳔入肾，补肾益精，滋养筋脉。在汉代即有药书记载"鱼鳔"作为药用的功效，到了唐朝其已作为贡品之一。鱼鳔中含有的生物小分子胶原蛋白质，是人体补充合成蛋白质的原料，且极易吸收和利用。

曹先生只食用了 1 个疗程，也就是 7 天的时间，夜尿就正常了，一觉睡到大天亮。

此外，从人体生理结构来看，夜间尿频的问题是出在膀胱张力上。膀胱是由平滑肌组成的空腔容器，它本身有很好的伸缩性。当尿液达到一定量，其产生的压力超过膀胱的耐受程度时，人就有了尿意。当膀胱平滑肌的肌纤维张力下降时，膀胱的耐受力就降低，排尿就会频繁。因此，我们通过锻炼盆底肌的办法也可以解决夜尿多的问题。

盆底肌是骨盆底的肌肉群，人在上厕所用力排尿时，下身正在发力的肌肉群就是盆底肌。锻炼时先迅速收缩、放松盆底肌肉，每次持续 5 秒，连续做 6 组，每组间隔 5 秒。然后，逐渐延长时间，重复一缩一放的动作。最后，维持 20 秒，做 6 组，每组间隔 20 秒。这套训练每天最少练习两次。

特别是老年人，盆底肌肉松散，膀胱张力下降，更容易夜晚尿频，除了食补肾阳外，还要加强体育锻炼，这样才能事半功倍，早日摆脱夜尿困扰。

鳖药煎灭欲火

有个成语叫"欲火焚身"，这话一点不假。欲火过旺易焚身，对男人来说，性兴奋出现过频、过快、过剧，性生活很难得到满足，也是一种疾病，这在医学上称为性欲亢进。不过，在临床上主诉性欲亢进的男性朋友几乎没有，因为很多人认为性欲旺盛是很男人的表现，说明自己精力充沛，雄风未减。但事实却恰恰相反，性欲过于旺盛和频繁其实是肾阴虚的表现。

上个月，我接诊了一位姓刘的女士，她来医院的理由是因为她的丈夫。

刘女士跟我说，最近3个多月，丈夫的性欲特别强，常常一晚上要四五次。起初他还为丈夫性能力提高而高兴，可越往后她越觉得不正常，性行为要求异常迫切，同房频率增加，常常是刚做完不久他便又来了兴趣，远远超出了正常人的接受程度，作为妻子她实在难以忍受。

我询问她丈夫是否有其他异常表现，刘女士想了想说，还有一个明显特征是，丈夫12点到3点这段时间性欲特别强，而且浑身发热。中午12点至3点是一天中阳气最盛的时候，阴虚患者阳气本来就相对亢盛，午后肾阳得自然界阳气相助，更是如虎添翼"胡作非为"。

我对刘女士说，她丈夫这是肾阴虚的表现。人体是阴阳平衡的整体，如果说肾阳控制着性欲，那肾阴就制约着性欲，阴阳平衡协作才能使人的性欲收放自如。肾阴虚弱，肾阳就会相对亢盛，人体的精虫就会趁乱骚动不受控制，上扰神明。此时，需要滋补肾阴，使阴阳重回相对平衡的状态。

我给刘女士开的方子是"鳖药煎"。取鳖1只，知母、黄柏、女贞子各10克，生银耳15克。制作的时候先用开水把鳖烫死，揭开鳖甲，去内脏、头、爪。然后把知母、黄柏、女贞子诸药用纱布包起来，把银耳用水发好备用。随后鳖肉入锅加水，放入姜片、葱段，用武火烧开后，再用文火煨半个小时，至肉将熟时放入发好的银耳及药袋（内装知母、黄柏、女贞子），待鳖肉软烂时出锅，加味精。最后吃肉饮汤。

此方以血肉有情之品的鳖肉为君，静为阴，中医讲同气相求，老鳖常年喜欢静处，所以善于吸收天地之阴气，最能滋阴凉血。

相传三国时曹丞相因身体阴虚，虚阳上亢引发头痛，经神医华佗诊治，需上等龟鳖药膳辅助方显其效。曹操大将张郃便四处搜索品种优异之龟鳖，经多方搜寻终于觅得上好龟鳖品种，便在自己府上好生喂养繁衍，以献给曹丞相，供其食用，以减轻其头痛病症并颐养身心。因为龟鳖本为曹丞相的专供之品，所以坊间便称老鳖为老丞相龟鳖。

女贞子为滋补肾阴的常用药，它的特性就好比是水，身体有火，水可以帮忙浇灭，火灭后水又可以滋养身体。不过，我告诫刘女士说，中医对泻相火（肾阳）很有讲究，要求"中病即止"，因为肾阳主管男性的性能力，滋阴太过也会水漫金山，伤着肾阳，男性的阳气是非常珍贵的。所以在应用的时候只要病一好，就应立即中止用药。

刘女士给丈夫用了一周的药，加上她自己的拒绝，他们之间的性爱次数便减少了。随后，她便按照我的要求，去除方中的知母、黄柏，只留女贞子1味，另加肉桂（5克）1味。肉桂入汤既可提味，又能助阳，可以阴阳同补。2周后，刘女士给我发来感谢短信，告诉我，她和丈夫的性生活已经恢复正常了。

在生活中，如果你感觉轻微的性暗示就会让自己欲火焚身，性意识不受控制，而且伴有五心烦热、咽干颧红等症状，这就说明你是阴虚阳亢，被精虫扰乱了神明。这时，你不要自责，同时也千万不要借势放纵自己的性生活，精液耗损太快反而是在加重病情，等到肾阳被榨干了便再也"举"不起来了。作为妻子，也不要放任丈夫无理的性需求，双方都需要学会节制，必要的时候还需鼓励丈夫及时就医，服用镇静药或抗焦虑药物。

阴囊潮湿，厨房里寻秘方

很多男性朋友都遭受过阴囊潮湿的困扰。阴囊位于人体的下部，湿性趋下，湿邪具有偏好在人体的下部聚集为患的特点。如果体内的水液代谢出现问题，最终导致水液在阴囊部位停蓄，就会产生阴囊潮湿的问题。水液代谢和脾、肾两个脏器密切相关，所以，阴囊潮湿因为寒湿而发病的较为常见。此类阴囊潮湿的人常伴有大便溏稀的症状。

前几天一位朋友打电话要找我看病，但那几天我正在外地出差。于是，我便让他在电话里给我描述一下病情。他告诉我说这几天阴囊又潮又寒，就跟刚出过冷汗一样，黏糊糊的，非常难受。

我一听是阴囊潮湿，这个好办，不用去医院也不用去药店，家里的厨房里就有治病的良药。每个人家里都有花椒和大葱，我让朋友每天取30克花椒，大葱取葱白部位两段，2~3厘米，加水1000毫升，煮沸后进行会阴熏洗，每天1次，15天为1个疗程。

等我出差后回到医院，打电话询问朋友病情如何，他说按照我的办法熏洗，现在已经好多了。

花椒是咱们平常做饭用的香料。其实大家不知，它还是温中散寒、除湿杀虫的良药。虽然它闻起来略带辛辣，但药性温和，不仅能刺激味蕾、增加食欲，还可以温暖身体，祛除体内的寒气和湿气，寒得温则散，湿得温则利。

葱白是大葱近根部的鳞茎，是通阳发表药。我们知道身体的湿多是由于体内的汗液排不出去，经风一吹就会有湿冷的感觉。而葱白可以帮忙打开阴囊部位的汗腺孔，促进汗液分泌。《本草经疏》记载："葱，辛能发散，能解肌，能通上下阳气，故外来怫郁诸证，悉皆主之。"

这个方法取材方便，既经济又安全，对很多阴囊潮湿患者有效。当然，还有一部分人在潮湿之中还透着一股热性，这主要跟平常爱喝酒、爱吃辛辣之品有关。对于这部分人，除了日常熏洗阴囊外，尚需清淡饮食，适当增加运动，必要时还可以口服清热祛湿的中成药，譬如龙胆泻肝丸，以达到满意效果。

阴囊本来就处在一个封闭的环境中，如果长期湿漉漉，还容易"发霉"，出现皮肤病。所以，我们要经常给阴囊的居住环境通通风、透透气，穿内裤时不要穿过紧的内裤，并勤换洗，给阴囊一个宽松干净的环境。饮食上，多吃一些新鲜的蔬菜和水果，少吃油腻辛辣的食物。

清热利尿消炎症，车前草糖水代茶饮

前列腺是男性生殖系统的重要器官。前列腺形似一个倒置的栗子，包绕在膀胱的颈部，体积较小，而且内部有相当丰富的血管和淋巴分布，因为感染、免疫损伤、理化因素刺激等，极易导致前列腺部位过度频繁充血，分泌物难以排出，从而引发前列腺的炎症。

老郭是位出租车司机，因为职业缘故，三天两头的前列腺发炎，出现尿频、尿急、尿痛的症状。就诊时他向我抱怨说："栗子大一个前列腺，天天事不少，折腾得我跑车都不安生，客人没拉几个，厕所去得不少。"

我笑笑告诉他，别看前列腺小，但发挥的功能对男人来说非常重要。前列腺能分泌一种稀薄的乳白色液体。此液体含有丰富的果酸和氨基酸，是精子活动的能源。很多人得了前列腺炎，起初的时候不重视，最后造成了不育。

此外，前列腺还具有控制排尿的功能。前列腺包绕尿道，与膀胱颈贴近，构成了近端尿道壁，其环状平滑肌纤维围绕尿道前列腺部，参与构成尿道内括约肌，使排尿顺利进行。前列腺上方是膀胱，下方是尿道，可谓人体排尿系统的咽喉部位，所以前列腺出现病变的时候首先影响的便是排尿，出现尿频、尿急、尿痛等症状。

我对老郭说，治病不如防病，因为职业的特点，你需要经常久坐和憋尿，患前列腺炎在所难免，所以不如把功夫用到平常。我向老郭推荐了一个茶饮方——车前草糖水。

取车前草100克，竹叶心10克，生甘草10克。3味药一同放进砂锅内，加进适量清水，中火煮水40分钟，然后放入适量的黄糖（也可用红糖代替），稍煮片刻即可。每天出车前，灌一杯子代茶饮用。老郭自从用了这个茶饮方，前列腺再也没有发过炎。

中医认为，前列腺炎主要是因为湿热瘀结于下焦，而致膀胱气化不利，所以治宜清热利湿活血。车前草归肾、膀胱经，有清热利尿的作用。竹叶心苦、凉，也有清热利尿的功效，生甘草是众药之王，能调和诸药，增强药性，本身也可清热解毒。

此方君药是车前草，我国用车前草通利小便、治疗血尿的历史也很悠久。相传东汉光武帝时，有位中郎将军叫马武。有一次马武率军出征，结果被敌人团团围在一个荒无人烟的地方，当时正值六月大暑天，粮草将尽，水源不足，全军将士一个个腹部肿得像鼓一样，尿的颜色血红，尿时还感到疼痛，而且滴沥难尽。

有一天，马夫忽然发现将军的马不尿血了，精神也好多了，便留心观察马的活动，结果发现，马是嚼食它原来不喜欢吃的一种牛耳形草。马夫采摘这种草，用水煎后自己服用了几次，果然小便正常了。马夫立刻将这一重要发现报告给马武将军，将军大喜，号召全军人马都服用这种草药，没过几天，全军将士的疾病全好了。事后马武将军问马夫："这是什么草？我怎么从没见过？"马夫说："将军，这草道路上遍地都是，你看战车前面长的不全是吗？"

将军略有所思，笑着对马夫说："此药治世之人不分贵贱，实在难能可贵，既然生在车前，那就把它叫作车前草吧！"

车前草种植面广，价格低廉，深受老百姓的欢迎，几百年来人们把车前草作为利尿和解毒的中药一直沿用至今，临床上车前草的药用很广泛。《药性论》说车前草"治尿血，能补五脏，明目，利小便，退五淋"。前列腺炎就隶属于中医"五淋"范畴。

对于小便不利、涩痛灼热的朋友，直接用车前草泡茶饮用就可以缓解症状。此外，中医讲久坐伤身，久坐不动则气血不畅。对于办公室久坐一族，很容易引起局部血液循环不通畅，引发前列腺炎。平常大家就可以把车前草糖水作为日常饮料，只要排尿通畅，病菌就不会在前列腺部位滞留太久，就可以避免感染了。

气海穴，补气要穴，精力不济就按它

现代社会高速发展，日新月异，为了适应社会，人们就必须把自己的状态调到最佳，才能适应社会的飞速进程。可我们知道，我们人体的功能是一定的，是有限的，所以随之而来的就是各种亚健康，各种无精打采，各种不适应。

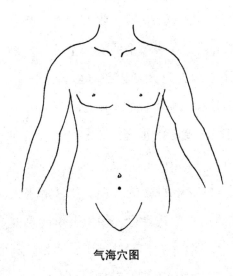

气海穴图

然而，男人们最在乎的性生活这块成了无数家庭不和谐的主要因素。在这种情况之下，人们就想寻找一种东西，来提高人体功能，重新唤回人体的精、气、神，于是买来各种补品，可效果经常是让人大失所望。其实，好的方法是"远在天边，近在眼前"，那就是按摩我们的"气海穴"。

气就是人体呼吸出入的气息，也就是元气与其他各种气，如宗气、卫气、营气等。海就是海洋，意喻广大深远、无边无际。气海穴，简单理解就是气息的海洋。

它是人体之中央，是生气之源，人身真气由此而生，所以对于阳气不足，生气乏源所导致的虚寒性疾患，气海穴往往具有培补元气、益肾固精、补益回阳、延年益寿之功。下腹部是男人的肾精藏身之处，是极其重要的部位，古人说"气海一穴暖全身"，就是强调这个穴的保健养生作用。

具体来说，气海穴与两肾相连，肾属水，水在身为阴，"孤阴不长，独阳不生"，必须得阴阳相济才能保证身体的健康。人们吃饭、呼吸、睡眠，一切动静，无不是在调整人体的水火阴阳。所以，**必须让心火下降于肾，就好像天上的太阳照耀江海**。这样，**阴水得到阳火的照射，就能够化生云气，上达心肺，滋润身体，形成水升火降、通体安泰的局面**。

当身体处于一种和谐循环的状态时，邪气自然不得近身，**人自然而然身强体壮、精气旺盛**。这种感觉就好像《西游记》里面三打白骨精的时候，孙悟空为唐僧画的那个圆圈一样，在外面为人体支起一层保护罩。

古语说："冬不炉，夏不扇。"强调冬天不要过分依赖炉火，那样会伤害人体闭藏的阳气；而夏天不要过度使用扇子，适当让身体出些汗，这也是不让体内阴气收敛太过的方法。一句话，养生益精最重要的一点就是让人体阴阳相协调，水火相济。

气海穴位于两肾之间，必须得保证它有足够的动力与水相制衡，人体才能有充足的精力。而按摩此穴刚好起到了这个作用。

去年，一位中年女人来到我的诊室，刚开始我以为她要看什么病，可问了才知道她是来为自己丈夫咨询的。

据她所说，她和丈夫已经很久没有性生活了。虽然是"奔四"的年纪，可她觉得欲望比以前更强烈，只是丈夫每天上床后无精打采，让她也没有办法。

我跟她说了这个按摩"气海穴"的方法，具体的操作手法是：

先以右掌心紧贴气海穴，按顺时针方向分小圈、中圈、大圈，按摩100～200次，再以左掌心，按逆时针方向，如前法按摩100～200次。动作要轻柔缓慢，按摩至有热感，你就能感觉到体内的气血顺畅，身体轻松。

需要注意的是，刺激这个穴的时候，要和呼吸结合起来，先排空大小便，换上宽松的衣服，放松腹部。然后用手抵住气海穴，徐徐用力下压，同时深吸一口气，缓缓吐出，6秒钟之后，再恢复自然呼吸，如此不断地重复，可以更好地填精补肾，让人每天都有饱满的精力。

前段时间，那位女士又来我这儿瞧病时对我说，经过每天的按摩，现在她丈夫又重新"振作"起来了。

俗话说："女人三十如狼，四十如虎。"在很多人看来，男人和女人随着年纪的增长，性欲会有截然不同的发展趋势。女人如狼似虎，"凶猛"得很，男人却像霜打的茄子，日渐势弱，这种倾向在35岁以后会表现得更为明显，而"一个向左走，一个向右走"，夫妻生活不和谐倒也不足为奇。

这个时候，丈夫们就要采取一些措施了，妻子们也要为丈夫多"出谋划策"，这就像是与年龄打的一场战争，而按摩气海穴就是打好这场战争中的"上策"。

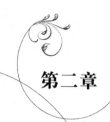

第二章

丈夫的面子问题：
形象好才能助事业

有了减大肚子茶，彻底告别"将军肚"

社会上流传着这样一句话，说男人的腰包和肚子成正比，看一个男人有没有钱，就看他有没有将军肚。女人喜欢把钱花在衣服上，男人则喜欢把钱换成美食塞进肚子里。若论身体各部位，哪个是物质生活水平提高的最大受益者，我猜那一定是男人的"肚子"。

不过说句心里话，哪个男人也不希望自己"挺"一个大肚子，不仅没了好身材，也丧失了好体格。很多男士，年纪轻轻就得了脂肪肝、高血压、心脏病，真是鼓了肚子，害了健康，到头来得不偿失。

小宋今年27岁，上大学的时候经常打篮球，身材标准。不过参加工作后，锻炼少了，应酬多了，没两年体重就蹭蹭蹭了上来，1米75的个头，体重却足足有96千克。

都说男人发胖是从肚子开始的，这话一点不假。小宋的腿部、臂部和胸部都不算太胖，肌肉也算发达，可身体脂肪大部分都堆积在了肚子上，整个人站起来就像抱了个大西瓜，大腹便便。因为身材不好，小宋一直没谈合适的女朋友，他自己也为将军肚苦恼不堪。

后来，他们单位组织来我们医院体检，他拿着写着"超重"的体检报告单来找我咨询，想要寻求有没有能减掉将军肚的药方。

他跟我诉苦说，平时吃饭没啥食欲，体重反而一直飙升，尤其是肚子。为了能减掉自己的大肚子，这些年进行了很多形式的体育锻炼，可每次运动后胃口暂时好点，吃更多了，体重丝毫不见减轻。

我听后并未急着下结论，而是查了下他的舌苔和脉象，发现小宋属于典型的痰湿体质。胖人多体肥而多痰。痰湿在体内郁结，容易困扰脾胃，引起食欲不佳，吃饭没有胃口，稍吃多即胃胀不适。脾胃消化代谢食物的能力差，纳食乏力，同时营养代谢产物在体内停蓄堆积，不能及时消化、吸收、利用和排泄。所以，痰湿体质的人，脂肪很容易滞留在身体内形成肥胖。

生活中不少胖人常常抱怨自己喝凉水都长肉，这其实是由身体体质决定的。要想减掉大肚腩，首先得釜底抽薪改变体质，这样才能彻底告别"将军肚"。

我给小宋开的处方是一个茶饮方，选焦山楂15克，生黄芪15克，生大黄5克，生姜3片，生甘草3克，荷叶3克。每日1剂，以水煎汤代茶饮用。

这几味药在药店里都十分常见，其中生姜还是日常食材。山楂自古是健脾开胃、消食化滞的良药，经过炮制后，焦山楂更长于健脾消滞。黄芪能补一身之气，胖人多虚，虚则痰生，用生黄芪主要是用来补脾气。生大黄具有攻积导滞、泻下通便的作用，方中只用5克，有助于把消化掉的脂肪废物及时排出体外。生姜中的"姜辣素"能刺激胃肠黏膜，使胃肠道消化能力增强。荷叶其味清香，可解油腻，入药有减肥降脂的作用。甘草调和诸药，增强药性。

这个方子可以改善肥胖体质，代茶饮可以益气消脂、通腑除积。除此之外，再配合腹部锻炼。每日早晚散步时坚持空心掌拍打腹部，叩击要有力，如同击鼓一样打出节奏，通过连续不断叩击，将其腹部脂肪激活，加速腹部脂肪的分解和消化，使其慢慢地消耗掉。

小宋按照我教他的办法做，半年之后他再来体检，体重已经降了 10 千克，肚子也不显了，只是微微隆起，小宋自信地说再坚持半年就能彻底把它消灭掉。

肚子上的脂肪，就像是存在银行的定期存款，你不把定期改成活期，把钱取出来用，肚子上的脂肪就不会减少。而茶饮加锻炼的办法就是先改变存款方式，再促进身体消费。只要长期坚持，就一定能彻底告别"将军肚"。

鸡蛋内膜巧治黑鼻头，简单实用又省钱

谁说世界上只有女人天性爱美？男人在内心深处也同样渴望着自己能魅力四射。对男人来说，鼻是面部最性感的部位，高挺的鼻梁就像是大山的脊线，无声中散发着雄性的阳刚和魅力。如果一位女性的目光停留在你的脸上而迟迟不肯移去，那她一定是迷恋上了你的鼻。

但是很多事情总是事与愿违，我们越是想要得到却越是得不到。生活中，很多男性朋友都在遭受着黑鼻头的困扰。

黑鼻头俗称"草莓鼻"，也就鼻头的毛孔里塞满了黑色污垢，就像草莓的表面一样，非常难看。男人容易出现黑鼻头主要是由生理特性决定的。男性面部油脂分泌旺盛，如果不及时彻底地清洗就会造成皮脂腺的堵塞，时间一长，油脂最终硬化，氧化后就成了密密麻麻的黑色小点。

鼻子长了黑头非常影响形象，一些注重"面子"的朋友一看直接用水清洗不掉，便忙着去买价格昂贵的洗面奶。其实大可不必，

我们日常吃的鸡蛋里就有祛除鼻黑头的好办法。

我有个同事的孩子，学的是机电数控，大四在一家机电工厂实习。由于工厂粉尘大，加上夏天出汗多，半年后孩子原本俊俏的鼻子变成了难看的草莓鼻。他试了不同类型去黑头的化妆品，但结果都收效甚微。

后来，我告诉他一个方法。就是每天吃鸡蛋的时候，把鸡蛋壳内面的白色薄膜小心撕下来，贴在鼻头上，过15分钟再撕下来，最后用热水再清洗一遍。另外，在贴膜的时候，最好先用热毛巾热敷一下鼻头，热胀冷缩，这样鼻头的毛孔就会充分打开。

一周后他给我打电话说："叔叔，这个方法太神奇了，我只贴了1周，鼻头上的黑垢就全不见了，真没想到鸡蛋内膜还有这个功效。"

很多人吃鸡蛋的时候不曾留意过蛋壳内的白色薄膜，其实它是中药中一味非常受欢迎的药材，名叫"凤凰衣"。凤凰衣入肺经。鼻是肺之窍，中医认为，鼻黑头的产生主要是肺热上熏于鼻头引起的。而凤凰衣性平，有清肺热的作用，而且凤凰衣贴敷在鼻头上还可以吸附鼻头毛孔内的污垢，简单实用又省钱。

此外，上文已经提到，鼻黑头主要是由于堵塞在毛孔的油脂没有及时清理氧化而成，所以利用具有净化效果的洗面奶做好每日早、晚的面部清洁工作是十分必要的，毕竟美玉需要时常打磨才能完美示人。

用菊花叶勤洗头，让头皮清爽一整天

头皮屑是头皮细胞正常新陈代谢后产生的污垢，是表皮死去的角质层不断产生的剥落面。头皮屑过多，会造成头皮毛孔堵塞滋生细菌，进而刺激皮肤产生发痒的感觉。所以，有头屑的人总是忍不住去挠头皮，一挠，头屑就像雪花一样散落在头发和肩膀上，虽然无碍于健康，但却给人一种不洁净，甚至邋遢的感觉，有碍观瞻，严重影响男人的形象。

"大夫，我一直有个烦恼，就是头皮屑太多，不管用什么洗发水都不起作用。"

"医生，我只要两天不洗头，头发就会发痒，一挠头屑就像雪花一样乱飘，该怎么办？"

我在出门诊的时候，时常会碰见一些男性朋友向我咨询去头屑的办法。其实，头屑怎么洗也洗不干净，问题在于他们自身的热性体质。

热性体质的人阳气过盛，火热内生，熏蒸血液。人体头皮也是靠血液供养的，血热则瘀，气血运行不利，头皮失养则易起白屑。生活中什么人喜欢起头皮屑？用脑过度，经常熬夜的人，就是因为他们头皮血热运行不畅，一方面导致头皮及毛囊的营养供养不良，另一方面导致头皮及毛囊代谢的废物排不出去。

每次遇见这样的患者，我总是向他们推荐同一个方法，就是用菊花叶子煮的汁液勤洗头皮。

具体方法是取鲜菊花叶20克，清洗干净后放入锅中，加入适量的清水煎煮，直到煮成绿色的汁液后关火，冷却后直接用这种汁液来清洗、按摩头皮。

菊花叶和菊花一样都具有清热祛火的作用，药性比菊花平和，适合煎洗外用，清血热，活气血。另外，现代药理研究证明，菊花叶子中含有特殊的精油成分，用菊花叶煮成的汁液来清洗头发，可以有效抑制头皮屑的生成。很多患者都反映，这个办法虽然简单，但对抑制头屑生成确实有显著效果。

另外，通过中医按摩也可改善头部的血液循环，促进新陈代谢，使头屑逐渐减少。具体做法是：身体坐直，用双侧手指与手掌从前额发际处向枕部来回转动按摩，往返做 20～30 次，以头皮有发热感为佳；单手四指（示指、中指、无名指、小指）并拢弯曲成 90°，从发际处向后轻轻敲打，使头部有轻松感为佳，往返 5～10 次。

细节决定成败，作为需要经常在外打拼的男性朋友，千万不要让小小的头皮屑破坏了自身的魅力。对于易生头皮屑的朋友，不妨勤用菊花叶洗头，这样可以让头皮清爽一整天。此外，大家在生活上还应保持良好的心态，不要熬夜，少吃辛辣易上火的食物，避免体内火气太盛，滋生头屑。

七宝美髯丹，让丈夫年轻 10 岁

精者，身之本，为性命之根，肾之精气的强弱一定程度上决定着寿命长短。男性乃阳刚之体，脏腑功能旺盛，肾之精气的消耗自然比女性大。另外，男性在社会上往往承担了更多的责任，劳动强度大，思想压力大，就连性生活也是男施女受，这些都较多地耗损着男性的精气。所以，男性往往比女性较早开始表现出衰老的迹象，而且平均寿命也要比女性少几岁。

可以说，越是对家庭、婚姻、事业负责的好男人，身体越是衰老得快，有时候上帝就是这样不公平。

卢女士是我的一个老患者，她平常总喜欢找我开一些美容养颜的中药方子。可是有一次，她却突然问我有没有能让自己丈夫老得慢一些的中药。起初我以为她是对岁月的流逝而满怀留恋，便开导她说："人体衰老是我们人类不可抗拒的自然规律，通过药物是无法扭转的。"

她摇摇头说自己并不是要阻止衰老，而是觉得自己丈夫老得太快了，想让他老得慢一点。

卢女士跟我说，上周日丈夫在家看电视的时候在沙发上睡着了，她细心观察丈夫，突然发觉丈夫脸上多出了好多皱纹。丈夫一直是家里的顶梁柱，这些年他在外边打拼受累，回家还怕自己和孩子担心，强颜欢笑说自己工作多么顺利。丈夫才38岁，可头发已经白了很多，眼角、额头也因日夜操劳爬满与年龄不相符的皱纹。每次想到这些，卢女士的心里就跟打翻了五味瓶一样，不是滋味。所以，她想为丈夫求一剂能够延缓衰老的药方。

衰老是每个人无法避免的生命过程，从一个人出生开始，衰老就与其相伴，我们无法扭转。可是每个人衰老的进程却有快慢之分，就像是功率不同的汽车，跑同样的路程，油耗各不相同。

对男人来说，支配人体活动的能源就是肾精。肾精主骨、生髓，肾精足则齿坚发荣，肾精衰则鬓发斑白，牙齿松动。男人每时每刻都在耗损肾精，肾精耗损太快怎么办？一个字，"补"！河里的水越流越少，我们唯一的办法就是在上游增开一个入水口，有人有出才能细水长流。

我给卢女士的丈夫开的方药是《本草纲目》收录的一个经典方，

叫七宝美髯丹。方中七宝为何首乌、茯苓、牛膝、当归、枸杞子、
菟丝子、补骨脂7味药材。这些都是具有滋补肝肾、填精养血之功
的要药，对男人来说都犹如宏宝一般。其中何首乌和牛膝能补肝肾、
益精血、乌须发、强筋骨。茯苓味甘、性淡平，具有渗湿利水、健
脾和胃、宁心安神的功效。当归补血活血，调节机体免疫能力。菟
丝子补肾益精，养肝明目。枸杞子能滋阴润燥、滋补肾阴，补骨脂
纳气止涩、温补肾阳。

使用的时候，选制何首乌500克，茯苓500克，牛膝250克，当
归240克，枸杞子240克，菟丝子240克，补骨脂120克。诸药打粉
为末，用蜂蜜调和成花生粒大小的丸剂。每次服9克，用盐汤水送
服。温水送服亦可，只不过咸味入肾经，用盐汤水送服可以引药归
经，增强药效。

此方用于肾水亏损，气血不足所致的须发早白，牙齿松动，梦
遗滑精，筋骨无力等症。长期服用可以促进人体免疫力的提高，抑
制让人衰老的"脂褐素"在身体器官内沉积，延缓人体衰老，让身
体重新焕发活力。

卢女士每隔1个月都会找我开药，截至目前，她的丈夫已经连
续吃了1年半了，效果非常不错。其他的不说，就说头上的白发，
经过1年多的服药，竟然拯救了半壁江山，白头发少了一半。

很多男人都是家里的经济支柱，男人为了这个家，为了让妻子
和孩子过上更好一点的生活，不断地透支着自己的精力，在外边打
拼，再累也不说，很多人都因为过度操劳而未老先衰。作为妻子，
如果心疼丈夫，不妨去药店买这7味药材。这7味药都是常用药材，
药店里都有出售，不用担心买不来。自己在家动手制作"七宝美髯
丹"，每日服9克，让丈夫变成发乌髯美、神悦体健的美髯公。

勤敲胆经，长腿"欧巴"不是梦

看人先看腿，这道理不论对女人还是男人都非常适用。男人的整体魅力，腿部占了很大比例，面对越来越多痴迷长腿"欧巴"的女孩，男人脸再帅，如果两条腿又粗又壮，那一切都是白搭。

其实，腿是人体运动量最大的部位，不但承受着上半身的重量，而且还要负责每天的行走。正所谓"成也萧何，败也萧何"，恰恰是因为运动量太大的缘故，造成人体腿部的肌肉非常结实，一旦长胖想瘦下来就很难。

小崔是我在一次户外旅游中认识的朋友。小伙子是个导游，非常爱玩，人长得非常阳光，在队伍里很受女孩子欢迎。不过，他也有苦恼的事情，那就是自己的大粗腿。

小崔上学的时候是学校运动队的短跑选手。大家知道，短跑要求腿部的爆发力要足，所以练短跑的人腿部肌肉都比较发达。几年训练下来，小崔的大腿就像树根一样粗壮。失去了黄金比例，就等于丢失了美。小崔一米七八的身高，可因为长了一双大粗腿，整个人瞬间显得矮了大半截。参加工作后，他除了定期带旅游团外出外，自己还报了健身班，可是身体越来越壮，两条腿还是老样子，肌肉反而更结实了，粗壮的大腿就这样成了小崔的一块去不掉的心病。

当了解到我是一名医生后，他立即满怀欣喜地向我咨询有没有帮助瘦腿的办法。

　　我告诉他，人的腿部之所以不容易瘦下来，是因为肌肉太结实，对消化系统来说就像是一块难啃的骨头，大家都绕着走。我们不妨试试敲胆经的办法。中医讲，肝胆相照，勤敲胆经可以刺激胆汁分泌，提高肝主疏泄的功能，促进人体消化和吸收能力增强。运动过后再配合敲击胆经，身体就会努力汲取腿部的脂肪，这样才能达到瘦腿的效果。

　　胆经在下肢的循行路线是沿股、下肢外侧中线下行至小趾、次趾之间，就是沿着裤子中间的那条线至膝盖侧面处，非常好找。具体做法是坐在床上伸直双腿，或者把脚放在一个小凳子上，用拳头去捶大腿两侧。从大腿外侧根部开始一直敲到膝盖，敲50组（敲完一整条线为1组）。大家可以利用工作休息间隙，坐在座位上敲打，没事就用拳头去敲大腿两侧。敲的时候不需要很大力气，有痛感就行。

　　凡事贵在坚持，每天坚持敲2～4次，长期下去就会见到成效。另外，晚上11时之后是肝排毒的时间，肝胆互为表里，这个时候大家就不要敲了。

　　功夫不负有心人，小崔连敲胆经1年多，加上他本身活动量就大，双腿很快就瘦了下来，原先他从来不敢穿牛仔裤，现在33码的牛仔裤很轻松就穿进去了。

　　以前我很纳闷，为什么现在越来越多的女孩子喜欢韩国男人。直到有一次闲着在家和爱人一起看《来自星星的你》，爱人感叹："哎，还是腿长的男人好看！"听到这话，我才恍然大悟，原来不只男人喜欢美腿，女人也喜欢美腿。腿如何才能显长，关键是先瘦下来。每天坚持勤敲胆经，每个人都能成为女人心中的长腿"欧巴"。

瘦脸有窍门

我们常会用"五官端正"这个词来形容人的脸型，但什么样的脸型算是端正呢？古人总结为"三庭五眼"。"三庭"是把人的面部长度分为三等份，外鼻长度正好是其中 1/3。"五眼"是把面部宽度分为五等份，眼的宽度正好是其中 1/5。

一个的脸型好看不好看，谁也不会去拿尺子量，粗略一看三庭五眼的比例，心里就知道了。脸对五官来说就像一个盘子，盘子大小要和所要盛放的物品成比例，太大显得空旷，太小显得局促，都不好看。

脸是一个人的门面，千万不能丢，所以我们每个人都特别注意自己的脸蛋，出门前都要细心打扮一番。不过，脸蛋好看与否，脸型是根本，如果天生一个大胖脸，那再怎么打扮都会显得不和谐。

小冯是个"大脸男"，别看他身上瘦得皮包骨，吃的东西全长在了脸上。五官再怎么精致，摆在大脸上都显得不好看。因为脸大，他不能像其他年轻人一样剪个清爽的短发，穿紧身时髦的衣服，每天为梳什么发型，穿什么衣服而苦恼，年纪轻轻却显得少年老成。朋友总会拿他的大脸开善意的玩笑，他虽然表面上装作不在乎，但内心深处却藏着自卑和痛苦。

除了没有削骨和打瘦脸针，小冯尝试了不少瘦脸的办法，但是都没有效果。后来他找到了我。我告诉他，瘦脸是有窍门的，只要找准窍门，那解决瘦脸就轻松多了。

男人面部肥大其实最主要的原因是咬肌肥大。咬肌为长方形肌肉，位于下颌骨升支外侧。我们鼓起腮帮子，双手按压找到突出的肌肉，那个硬邦邦的部位就是咬肌。咬肌肥大和遗传、饮食习惯都有关系，如果经常吃坚硬难嚼的食物，那么咬肌相应发达肥厚。你看山东人的脸型很多都是国字脸，这就和他们爱吃煎饼有很大关系。

男人要想瘦脸，最根本的是瘦咬肌。我教小冯的办法是锻炼咬肌，首先鼓起腮帮子，找硬邦邦的咬肌。然后双手握拳，用中指的指根骨头，用力朝咀嚼肌按压，直到感觉到酸痛为止。然后松开，继续按压。看上去就像用拳头打脸一样，每次坚持2分钟。一天可以做四五次。按压结束后，再在面颊处抹上一点面霜或者按摩霜，用双手手指依次从下颚推到耳根，推1分钟就可以达到促进脂肪排出的效果。

除此之外，饮食上要注意忌口，不要吃牛肉、硬面馍等难嚼的食物，也不要吃辛辣等口味重的食物，它们会刺激体内雄性激素的分泌，使肌肉更发达。作息上不要使自己过度疲劳，也不要熬夜，因为熬夜容易使身体的新陈代谢与血液循环变差，面部多余水分排不出去造成浮肿。

小冯身材本来就瘦，脸虽然看着大，但大部分都是虚肉，一锻炼脂肪就燃烧了，半年后脸瘦了一大圈，看上去帅气多了。

生活中很多朋友抱怨瘦脸难，那是因为没有抓住诀窍。大家想想，面部和其他部位不一样，平常不管是跑步、打球，减掉的都是身体的脂肪，面部很少参与到四肢活动中。要想瘦脸就得专病专治，大家不管采取怎样的锻炼方法，只要抓住咬肌这个突破口就能取得实际进展。

秋季一碗润肤茶，让丈夫的皮肤不再干燥

天高云淡，望断南飞雁。秋季的特点就是一个字"燥"，秋天空气中水分逐渐减少，万物褪去绿色不再生长，所有的景象都看起来火辣辣的。

中医有个词叫"秋燥"。秋天是燥邪肆虐的季节，所以秋天里人们时常感觉口干舌燥，容易上火，皮肤也干巴巴的，摸起来十分粗糙。影响美观不说，还发痒、脱屑，让人在燥烈的秋季更加不舒服。

皮肤干燥、脱屑，女人都会给肌肤补水，出门前涂抹各种各样的化妆品，让肌肤保湿一整天。可大大咧咧的男性同胞们，就没有这样的保养意识了。

周女士是我的一个老朋友。每到养生时令，她都会找我开一些进补的膏方。去年刚立秋，她便又找我开药。不过这一次，她却想让我为她丈夫开一服"补水"的方子。

周女士的丈夫是做建材生意的，一天到晚都扎在建材市场，忙得晕头转向。周女士跟我抱怨说："我丈夫一入秋，皮肤就开始起干皮，用手一搓，干皮像雪花一样扑簌扑簌地往下掉。你说他天天在外跑的人，也不注意形象，给他买的润肤露他也总忘记用，把我给气坏了。"

我听了笑笑说："男人都是这个毛病，不爱打扮，要不怎么有个词叫糙男人呢？所以，你也别指望他早上能像你们女人一样站在镜

子前打理自己的皮肤，这个时候倒不如直接喝一碗润肤茶来得直接。"

我这碗给肌肤补水的润肤茶制作起来非常简单，只有 3 味药：生地黄、桑叶、大枣。每日早上取生地黄 10 克，桑叶 5 克，大枣 2 枚，开水冲泡后一饮而尽。

秋季养阴，生地黄是益阴的上品，有凉血补血之功，血得补则肌肤受到滋养。桑叶甘寒，有清肺润燥的作用，秋季与肺脏相通，肺燥得清，浑身都觉得凉润舒坦。用大枣补血滋阴，其实就是在给皮肤补水。

秋季早上起来喉咙干燥，一碗润肺茶正好投其所好。周女士告诉我，她丈夫每天早上都要喝两茶杯。这个方子小而精，3 味药个个都是久旱后的甘露，滋阴润肤。自从用了这个方子，周女士丈夫就是早上什么润肤露也不抹，皮肤一整天也不会干燥，这碗润肤茶一直陪他度过了整个秋天。

水能滋养万物，是人体不能缺少的物质。男人在外奔波，很少有喝水的习惯，身体缺水不但会使皮肤干燥，发痒起皮，时间长了还会对身体健康造成影响。所以，男人也是"水"做的，补水对男人来说同样重要。妻子不妨每天为丈夫泡一碗润肤茶，让丈夫的皮肤也及时得到滋润。

一味天冬就能让皮肤无"油"无虑

夏天虽然天气炎热，但我坐门诊的时候只要不剧烈活动，面部也不会出太多汗，更不会显得太过油腻。

但是坐在我面前的患者小王，完全可以用"油光满面"这个词语来形容他的皮肤。

起初我以为他是热着了，还劝他先洗把脸。没想到他掏出纸巾擦了一把额头的汗，递给我看，说："这就是我来看病的原因。"我一看擦拭后的纸巾被浸了不少黄渍油迹，便知道他的皮肤油脂分泌旺盛，是一个油性皮肤患者。

油性皮肤的特征就是面部皮肤毛孔粗大，油脂分泌过盛，额头、鼻翼总是油光闪闪。虽然油性肌肤最大的好处就是皱纹少，不易衰老，但记住上帝是公平的，它让油性皮肤的人们徒增了许多洗脸的烦恼。

小王跟我说，他特别害怕过夏天，一到夏天他就不敢出门。原因是自己前一分钟洗过的脸，后一分钟就变得油腻腻的，还特别容易招灰尘、出粉刺。小王是一家饭店的大堂经理，接待的人都是要来吃饭的高端人士，自己形象不好，说不好听点还会影响到客人的胃口，所以他隔半个小时就要去洗一次脸。

我告诉他，油性皮肤并不是越洗越好，而是越洗越油。当大量的油脂被清洁掉，皮脂腺就会分泌出更多的油脂以补充流失的油脂，进而形成这种"越油越洗，越洗越油"水油失衡的恶性循环。所以，油性皮肤的人洗脸要讲究技巧，比如在洗脸水里加入一点控油补水的中草药。

从中医的角度看，油性皮肤的根本原因是内热。火性上炎，内热蒸腾而上，就像是大街上烤的羊肉串，炭火一烤，油脂就吱吱地往外冒。所以，面部油脂分泌旺盛其实是内热在捣鬼。这个时候我们就可以在洗脸的时候，加一点滋阴清热的天冬。

天冬性寒、味甘，具有养阴清热的功效，外用能润泽肌肤，清爽控油。在古代天冬是用来洗衣服的，根据中医取象比类，天冬也可以浣洗人的皮肤。《月华于本草》上记载："润五脏，益皮肤，悦颜色。"长期使用能使肌肤艳丽，保持青春活力，所以古代有人喜欢用天冬酿酒美白。

不过，我教小王的方法是一个外用法。取100克天冬磨成粉，每次洗脸的时候取一小撮，就像是用洗面奶一样，配合着温水在脸上搓一会儿，然后洗净。一般100克就可以用1个疗程，1个疗程为7天，7天后皮肤就会感觉有明显变化。

果真，1个疗程后，小王说自己面部出油明显比以前少多了，特别是刚用天冬洗过脸后面部特别清爽。于是，他又专门找我多开了几个疗程的药，说有了天冬自己连洗面奶都懒得用了。

天冬价格便宜，100克也就七八块钱，能用1个疗程，比一些控油的化妆品便宜太多了，而且效果也是实实在在的。面部爱出油的朋友不妨试一试这个小方法，让皮肤无"油"无虑清爽一整天。

面部按摩收敛松弛皮肤

中医上有句话叫"皮与肉相裹则寿，皮与肉不相裹则夭"。儿童与青年皮肤紧致、富有弹性；中年以后皮肤组织逐渐松弛，弹性减弱；等到老年以后，皮肤组织萎缩，皮下脂肪减少，皮肤形成下垂之势。如果皮肤状态和实际年龄不相符，则可能预示着你的身体健康处于岌岌可危的边缘。

所以说，皮肤松弛有时候不单单是一个形象问题，它还能反映出一个人的健康状况。假如一个人青壮年皮肤松弛，没有光华，那他肯定是气血亏虚，这叫未老先衰。

鲁先生正值壮年，但因为常年操劳，面部褶皱很多，30多岁的人看起来如同50岁一般。青春总是失去后才会珍惜，鲁先生说，年轻的时候自己只顾在外打拼，并不在意自己的形象。可这几年，随着自己有了小孩，家庭稳定后才开始注重自己的外表。陪孩子去开家长会，别人父亲都是意气风发，自己却是尽显老态，十分不好意思。

我听了鲁先生的苦恼，便教了他一个很简单的脸部按摩法，一共有两个动作。

上提双颊：示指和中指并拢，从鼻翼两侧开始，向上轻提，直至颧骨上方或眼尾，保持10秒钟。每次只做一边，10～15次，力度宜轻。然后交换做另一边。这个动作要重复5次。

抚平前额细纹：3～4个手指并拢，用指肚，从额头中部开始，横向轻抚，直至太阳穴，停留10秒钟。在靠近发际时，手指轻轻上提，能看见眉轻微上挑。每次只做一边，一边做10～15次。然后交换做另一边，这套动作重复做5～10次。

面部按摩可以增进面部的血液循环，增加氧气的输送，促进细胞新陈代谢的正常进行，帮助皮肤排泄废物和二氧化碳，减少油脂的积累，使皮肤组织密实而富有弹性，改善肿胀和皮肤松弛现象。

此外，我告诉曹先生，肾有多好，人就有多年轻。肾就像是树木的根，只有根旺盛，枝叶才会茂盛。所以，平常可以多吃一些补肾的食物，比如芡实、木耳、桑葚、乌鸡、香菇、豆豉等等，给皮肤在根上补足肥料。

曹先生按着这个办法，坚持按摩了大半年，面部皮肤松弛的情况得到了明显改善，连他的孩子都高兴地说爸爸变年轻了。

人的皮肤包裹全身体表，就像是穿在人身上的一件衣服，衣服修身才好看，太宽松就会显得慵散。不过，人的皮肤也是有生命的，它无时无刻不随着年龄的增长而逐渐老化，我们不能抗拒皮肤的自然老化，但是通过按摩，改善气血循环，为皮肤补充养料等方法可以减缓它老化的速度，这样我们就能保持年轻一点。

除痤疮，你不知道的土方法

痤疮是男性常见的慢性炎症性皮肤病，一般在青少年中较为常见，大家称之为"青春痘"。痤疮和人的湿热性体质有关，湿热体质的人体内水湿容易凝聚成痰，瘀久化热，湿热阻滞肌肤，毛窍闭阻而发为痤疮。特别是青少年气盛阳旺，火气大，是痤疮的高发群体。晋代名医葛洪就在《肘后备急方》中指出："年少气充，面生疱疮。"

有句话说"江山易改，本性难移"，体质问题需要长期调理才能改变。所以一个人脸上一旦生了痤疮，就会造成"痘在脸上泣，想歼何太急"的状况，想把它们除掉异常艰难。

小孙刚参加工作1年多，虽说是刚毕业，但也已经二十六七了，婚姻问题成为摆在全家人面前的头等大事。周围的亲戚朋友也非常积极地忙着为小孙牵线搭桥，可连着交往几个女孩儿都以失败告终，原因是受不了小孙满脸的痤疮。

小孙的痤疮从上大学开始就有了，他自己也知道满脸的痤疮影响形象，但是中间找了一些大夫，吃了一些药都不管用，最后只得放弃。听别人说，过了青春期痤疮就不长了，他心里也寻思着再等等看。这一等就等到了该结婚的年龄，可脸上的痤疮还是老样子，"横看成岭侧成峰，远近高低各不同。"

哪个女孩儿找男朋友的时候不希望他是骑着白马的王子，所以小孙痛定思痛，决心先除掉脸上的痤疮，再考虑找对象的事情。

西医认为，痤疮是人体内分泌失调和细菌感染引起的，多采用服用雌激素或抗生素药物治疗，我并不推荐。其实，在农村治疗痤疮有很多土方法，就是用一些土生土长的中药材，无任何副作用，效果立竿见影。

我对小孙说，你回家后找点鲜红薯根，每次取60克，用浆水和研成膏，临睡之前先用清水把脸洗干净，然后用研成的膏均匀涂抹在痤疮上，等到第二天早上再洗掉。所谓浆水就是用包菜或芹菜等蔬菜作原料，在沸水里烫过后，加酵母发酵而成。这里用浆水主要考虑浆水有调理脏腑、清热除烦的作用，毕竟脾胃运化不畅才会形成内热。不过，如果嫌浆水制作麻烦，以清水代替也可以。因为在这个方法中起关键作用的是红薯根，浆水并不是主角。

红薯根可以清热解毒，消痈散结。《药性论》上记载能治"面上疱疮"。金元名医李杲云："涂一切肿毒，敷疔疮。"中医认为，痤疮是由于体内湿热困阻，血瘀在面部形成的。用红薯根祛湿热，泻火毒。以前在农村，谁身上长了火疖子，家人就会去地里刨出红薯根，用蒜臼捣成糊状，涂抹在火疖子上，没几天就下去了。

小孙用了这个土方法，现在脸上的痤疮早已消失得无影无踪了，没多久就谈了一个女朋友。去年国庆的时候，他专门给我发了结婚请柬，邀请我参加他的婚礼，还说我在他婚姻道路上起到了关键作用。

现在人有了痤疮就进医院，大夫就拿着各种先进仪器给予治疗，其结果也不一定理想。这个时候我们不妨想一想是不是自己把简单的问题复杂化了，很多时候一些名不见经传的土方法往往能起到意想不到的效果。

有胸肌才更完美

男人喜欢胸部挺拔的女人，女人也同样喜欢胸肌饱满的男人。男人的胸肌就像是绸缎上绣的牡丹，让你无论穿什么衣服都能撑起来、架得住，使你的形象锦上添花。

我们常说，打败男人形象的往往不是年龄而是肥胖。你看施瓦希格、史泰龙等好莱坞一线硬汉，各个老当益壮，越老越有型，越老越性感。但是当梦想照进现实，看看我们周围的很多男性朋友，步入中年后身体逐渐发福，肥胖后雌激素就会分泌旺盛，乳房也越来越肥大。有些甚至超过了自己身边的女性朋友，看起来非常影响形象，也成为自己事业上更进一步的绊脚石。

门诊上咨询此类问题的朋友也很多，周先生是其中一位我印象比较深刻的患者。之所以印象深刻，是因为周先生是为数不多，能按照我教的办法长期锻炼，并取得实际效果的患者。

周先生 37 岁，因为天天坐办公室，身材明显变形，不但挺了个大肚子，乳房也逐渐凸显，同事都开玩笑说他的胸部比女性还性感。后来，周先生意识自己的肥胖问题，开始节食减肥，经过半年跑步运动，肚子瘦下去了，但乳房还在。为此他专门跑到医院来找我咨询。

我了解了情况告诉他，福祸相依，乳房没减下去也是件好事，若是把乳房练成胸肌，变弊为利岂不是更好嘛！

他听了也拍手说，对呀，我以前就特别羡慕有胸肌的男人，如果自己也能练出胸肌那太好了。

于是，我教周先生一个哑铃锻炼的方法：身体仰卧，双手持哑铃，肩胛骨并拢，腰部弯曲。开始的时候，拳眼相对，哑铃处于同一直线上。然后向上推举哑铃，并将哑铃稍稍并拢，动作完成后呼气，平稳地回到起始姿势，吸气。

在做训练时，注意观察哑铃的运动轨迹，你应该平稳地推举哑铃，肘部向两侧伸展，手臂应在同一垂直平面上运动，将哑铃稍稍并拢可以扩大胸肌的活动范围，增强整个训练的效果。此外，要注意不要把手臂完全伸直，以免肱三头肌受到过大压力。

这套动作每组 50 次，每天做 8 ~ 10 组。哑铃仰卧推举是锻炼胸肌的基本训练，与其他运动相比，推举哑铃使每个手臂都单独运动，很好地锻炼了三角肌和肱三头肌，使胸部肌肉更容易成形。

不少人锻炼的强度也很大，但很难形成胸肌，这其实是锻炼不得法。想要练胸肌，哑铃锻炼是主要手段，其他锻炼方法都是辅助，因为哑铃锻炼可以更深层次地刺激胸大肌的肌肉，并使肌肉轮廓、线条的塑形更加明显。

　　有研究显示，男人结实的肩膀和发达的胸肌都是女性最迷恋的部位，很多女性也表示触摸和亲吻男性发达的胸肌都会使自己陷入陶醉。强壮的胸肌不但让你的形象更完美，而且完美的形象还会助你在事业上一臂之力，想要上进的男人要赶紧行动起来呀。

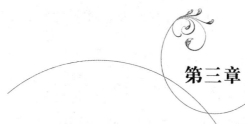

第三章

丈夫的心理问题：
妻子最了解

生活压力太大，如何给心理减减压？

在同样的悲痛和挫折面前，男人和女人表现是不一样的。对女性来说，当她们内心压抑苦闷时，她们有很多途径可以宣泄，比如找朋友倾诉，去购物逛街，或者干脆大哭一场。但是男人则必须要带上坚强的面具，强颜欢笑，独自喝闷酒或者抽闷烟。

正是这样两种不同的处理结果，导致男性比女性更容易因心理问题而受到疾病伤害。

有研究显示，在 40～65 岁的男性群体中，心血管疾病的病发率较女性多出 3 倍。这样的结果除了一方面与女性的自身保护激素有关外，另一个重要原因则是男性不善于疏解情绪，心理压力一点点积攒，最后达到极限后就会积郁成疾。

中医认为，肝主疏泄，能够调畅全身气的运行状态，促进各脏腑功能活动。肝恶抑郁而喜条达，人的压抑、苦闷、悲伤等情绪异常，都会影响肝的生理功能，造成人体气机不畅、郁结、逆乱等病理变化，进一步加重情绪障碍，严重者出现肝区不适、胁肋胀痛、胃脘不舒、消化不良等症状。

我认识一对不幸的夫妇。几年前他们六岁的孩子落水溺亡，得知这个噩耗时，女方号啕大哭，但男方却一言不发，亲朋好友都忙着安慰女方，却忽视了男主人悲痛的心理。结果头七那天，男主人给孩子烧纸祭奠的时候，一口气没上来栽倒在地上，去医院一检查是急性胆管炎。在大家眼中，最不会出事的男人却出事了，这是过度悲伤得不到宣泄的缘故。

在生活中，男人无时无刻不在承受着各种各样的压力。我的一个老朋友汪先生在老家搞养殖，去年一整年猪肉都在不断地往下跌，他前期投了不少钱，面对糟糕的市场心理承受很大的压力。有几次他爱人给我打电话，说看着他天天苦闷个脸，知道他心里不好受，让我这个当老大哥的开导开导他。

于是，我便抽空和他谈了谈心，让他凡事看得开一些，心里不舒服一定要及时发泄，如果自己再病倒了岂不是雪上加霜嘛。同时，我还教他一套帮助调理情绪，给心理减压的"疏肝十法"。

1. 疏气法　两掌重叠，置于两乳间的膻中穴，上下擦动30次。可疏理气机，刺激胸腺，增强免疫机制。

2. 宽胸法　取坐位，右手虚掌置于右乳上方，适当用力拍击并渐渐横向另一侧移动，来回10次。以两手掌交叉紧贴乳上，横向用力擦动20次。两手掌虎口卡置于两腋下，由上沿腰侧向下至髂骨，来回推擦，以热为度。

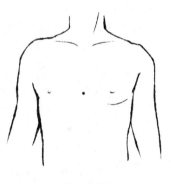

膻中穴图

3. 疏肋间　取坐位，两手掌横置于两腋下，手指张开，指间距与肋骨的间隙等宽，先用右掌向左分推至胸骨，再用左掌向右分推至胸骨，由上而下，交替分推至脐水平线，重复10次。注意手指应紧贴肋间，用力宜均匀，以胸肋有温热感为宜。

4. 拿腰肌　取坐位，两手虎口卡在两侧腰部肌肉处，由上往下至髂部捏拿腰部肌肉，往返操作10次。可宽胸理气。

5. 擦侧腹　取坐位或仰卧位，两手掌分置于两胁肋下，同时用力斜向小腹推擦至耻骨，往返操作 20 次。可健脾理气。

6. 理三焦　取坐位或仰卧位，两手四指交叉，横置于膻中穴，两掌根按在两乳内侧，自上而下，稍用力推至腹股沟，共推 20 次。可通利三焦、理气养肝。

7. 拨阳陵　取坐位，两手拇指分别按置于两侧阳陵泉穴，阳陵泉穴位于膝盖斜下方，小腿外侧之腓骨小头稍前凹陷处，其余四指辅助，先行按揉该穴 1 分钟，再用力横向弹拨该穴处肌腱 3~5 次，以有酸麻感为好。可疏肝利胆、调和经气。

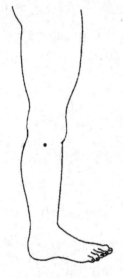

阳陵泉穴图

8. 振胸膺　取坐位，先用右手从腋下捏拿左侧胸大肌 10 次，再换手如法操作。双手手指交叉抱持后枕部，两肘相平，尽力向后摆动，同时吸气，向前摆动时呼气。一呼一吸，操作 10 次。可理气宽胸、振奋胸中阳气。

9. 运双目　端正凝视，头正腰直，两眼球先顺时针方向缓缓旋转 10 次，然后瞪眼前视片刻，再逆时针方向如法操作。肝主目，运双目可使双目顾盼灵活、神采奕奕。

10. 叹息法　全身放松，先深吸气后，再尽量呼气，在呼气时发出"嘘"音，并尽力瞪目，重复 10 次。可调和脏腑，疏肝理气。让男人像女人一样大哭一场不现实，所以叹息法是最简单实用排泄心中抑郁的途径。

一个月后，汪先生的爱人偷偷告诉我，自从你与我丈夫谈心后，他的话变多了，心态也扭转过来了，有时候还自嘲一番，经常见他早晨操练我教他的疏肝方法。我告诉她，肝是调节人体情绪的总开关，他把肝伺候得舒舒服服，人的情绪也就跟着舒畅多了。

男人是感情的弱者，因为他们不善言语，把自己关在自闭的空间里。妻子要及时了解丈夫心中所想所思，有时候只需你静静地陪丈夫坐一会儿，帮丈夫泡一个热水澡，出门散散步，就可以走进他的内心，成为他的红颜知己，打开他情绪拥堵的阀门，让其尽情宣泄。而对男人来说，也要学会自我疏解压力，不要深藏内心的苦闷，自己硬挺着，把难受说出来，和自己最亲的人共同承担。记住，不管你的心里有多大苦，你的妻子时刻为你准备着最温暖的怀抱。

缓解焦虑的家庭推拿法

郭女士的丈夫最近患上了焦虑症，经常惴惴不安，倦怠乏力，食欲差，失眠多梦，健忘，甚至还有点神经质，动不动就乱发脾气。她丈夫本身就患有高血压，心情一焦虑就开始心悸、心慌。她知道丈夫这是工作压力太大的缘故，思虑劳倦过度，损伤心脾，脾虚则气血化生不足，心无所养，不能藏神则焦虑、健忘失眠、心慌、心悸，甚至无端发脾气。

郭女士很心疼自己的丈夫，每当看见丈夫坐卧不宁，夜不能寐的时候，她都恨不得自己化成一首安神曲，让丈夫的心情舒缓下来。

郭女士不想让丈夫吃什么抗焦虑的西药，她知道这些药物会让人体产生依赖，所以就来找我求助。

我告诉她这样的选择非常正确。西医治疗焦虑症病情迁延、疗程长、多复发，口服药物又会让人产生依赖，造成反弹，而无不良反应的中医推拿在"补益气血、健脾养心"方面有很强的优越性。

于是，我向她介绍了一个以腹部、头面部为主的，适合家庭操作的推拿手法。

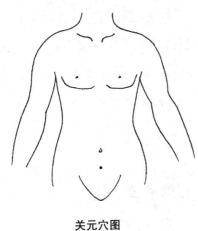

关元穴图

1. 患者取仰卧位，心情放松。操作者用右手的四指指端轻轻按在患者的关元穴上，然后再用左手掌部重叠在右手四指背面，并随自己的呼气徐徐着力向深腹部、下方按压，当按压到可感觉到明显的搏动（腹主动脉）时，稍作停留，并维持此时的压力和深度，等腹部、腰部、会阴部及双下肢出现酸、麻、凉、胀的感觉时，然后双手随吸气慢慢上提。操作时间约5分钟即可。关元穴位于小腹部，肚脐眼下方三寸，具有培元固本、补益气血之功，能够调节人体内分泌。

2. 患者取仰卧位，心情放松。操作者五指并拢，手掌面紧贴腹部皮肤，以肚脐眼为中心（可适当在掌心放些精油、橄榄油等作介质），在四周先按顺时针方向缓慢摩腹30下，再按逆时针方向摩腹30下，如此反复操作2遍。时间5分钟左右。这套动作在中医上叫"摩腹"。中医摩腹为历代养生家所推崇，达摩撰写的《易筋经》中记有摩腹三法，在民间广为流传。西医学研究表明，摩腹运动不仅可使腹部肌肉强健，促进血液和淋巴液的循环，而且对整个消化道是一个有益刺激，促进消化液的分泌，有利于对食物的消化和吸收。

3. 患者取仰卧位，心情放松。操作者双手的掌根分别附于两侧肋骨边缘，四指朝向腹部脐眼，双手边推边缓慢向当中靠，到双手指尖碰到时，再重复操作 5 遍，然后用一手拇指指腹着力，沿任脉（腹部正中线）缓慢平推至神阙穴（肚脐），操作 10 次。时间共约 5 分钟。中医有句话叫"一切慢性病都可以从推腹开始"，推腹可以清扫经络垃圾，从而达到健脾养心、疏肝理气的目的。

4. 按摩头面部。患者取坐位，心情放松。操作者以一手的示指、无名指按揉百会（位于头顶：两耳尖连线的中点）及周围，然后用五指拿法（类似手指梳头的动作），五个手指指腹与头皮紧贴，从前额拿至风府（后脑勺发际下缘），往返 5 遍，时间约 5 分钟；面部用示指勾刮法（示指弯曲、侧面紧贴皮肤），从前额印堂开始，往外推到太阳穴时，按揉太阳穴 5 次，往返 5 遍，时间约 5 分钟。

头是人体诸多阳脉的集聚之处，为百脉所通，系一身主宰，对控制和调节人体的生命活动起着极其重要的主导作用。经常按摩头面部可以激发人体阳气，促进百脉调和，缓解大脑紧张。

郭女士回到家后边学习、边实践，每天晚上临睡前都给丈夫推拿一番，丈夫一看妻子这么体贴，还能享受免费的按摩服务，自然也欣然接受并非常配合。这样不出半个月，郭女士就打电话跟我说，丈夫已完全摆脱了焦虑困扰，精神状态又回到了 20 年前，每天精神饱满，斗志昂扬。

焦虑症好发于中青年男性群体，因为这个群体常常要面临激烈的竞争，超负荷工作，长期脑力劳动，人际关系紧张等问题，心理压力大。在日本，每年都会有超过 3 万年轻人因焦虑而自杀。俗话说"攻心为上"，你别看焦虑症是一个心理疾病，如果你不重视它，它会让人产生轻生的念头。所以，当发现自己的丈夫最近总是神经兮兮，爱发脾气，遇事焦虑，坐卧不宁时，作为妻子就该及早站出来，做好丈夫的家庭心理治疗师，帮丈夫渡过心理难关。

"胆太小"，来碗温胆汤

"医生，我最近心神不定，易受惊吓，感觉自己胆子变小了，请问这正常吗?"

生活中，存在这样疑问的朋友不在少数。男人的胆识是磨炼出来的，经历得越多内心就越临阵不乱，处事不惊。但是，最近老周的胆量却越变越小，独自一人的时候内心总莫名地恐慌，容易受到惊吓，还经常做噩梦，冒冷汗，做事情也瞻前顾后。连妻子也说他怎么人越活越老，胆越变越小。

胆小是心理问题，谁也没把它当作是病。不过老周多了个心眼，他分析自己之前胆子挺大的，为什么最近才出现这种状况，难不成是身体出问题了?

我听了他的困惑，同时了解到他有恶心、反酸、口苦的症状，舌质黯红、舌体黄腻。点点头说："你的分析没错，胆虚则神摇不安、善惊易恐，你这是心胆气虚的缘故。"

中医认为，胆主决断，胆在精神意识思维活动过程中，具有判断事物、做出决定的能力。一个人所思所想都需要胆最后决断，它就像是"一把手"领导，大家谋划半天能不能成，全靠胆最后拍桌子决定。所以，有些人敢作敢为，敢于冒风险，并不是他胆长得真比平常人大，而是因为胆气足。

而一个人突然由原来的男子汉变成犹豫不决、胆小怕事的"弱女子"，则说明胆气变虚了。

治疗胆气虚，中医有个经典方剂名为"温胆汤"。方药组成为半夏30克，竹茹15克，枳实20克，陈皮15克，炙甘草15克，茯苓30克。加生姜5片，大枣2枚，水煎服去渣，空腹时服下。

肝胆互为表里，肝藏魂，胆有邪则魂不归于肝。胆为甲木，其象应春，春天万物以顺为和，陈皮、半夏、生姜、茯苓、竹茹、枳实为和胃豁痰、破气开郁之品，虽不是温胆之药，却有温胆之功。大枣、甘草益脾和胃，脾为土，木得土则达。诸药合用，共奏和胃化痰、温胆补虚之功，用来治疗胆气虚弱、惊悸自汗、触事易惊之症。老周按照我的要求，每日服1碗，这胆子一点一点又大了。

胆主决断的功能对男人来说非常重要。就像我说的，它就像你身体的"一把手"，拍桌子定决策的事情全靠它来做。有句话不是说"企业好不好，全得看领导"吗？领导遇事优柔寡断，左顾右盼，就会错失很多机会，这一点对我们自身发展来说也是同样道理。所以，胆小的问题大家一定要重视起来，如果感觉自己胆太小，不妨来碗温胆汤壮壮胆。

脾气大怎么办？找"撒气穴"撒撒气

前几天和单位的一位女同事聊天，她抱怨说自己丈夫脾气变坏了，总是发一些无名火，搞得她心情也差到极点。

同事的老公我见过，是个温文尔雅的男人，并不会轻易发脾气。同事也感叹说不知道怎么回事，以前挺随和的人，对自己也很体贴，但最近整个人都变得性情急躁，总是因为一点小事就对她发一通火。

是人都有三分无名火，但是性情若与平日表现反差太大就有可能是病理性发火。

中医认为，情绪和人体五脏存在对应关系，比如心主喜，脾主思，肾主恐，高兴则心情舒畅，忧思则不欲饮食，而人的怒气则与肝对应。怒伤肝，同时肝功能失调也会让人出现心烦易怒。当一个人肝郁气滞，肝火上炎的时候，心里就会燃起无名火，脾气暴躁。

男人在外边就像是一个皮球，承受着方方面面的压力，受的气太多，憋在心里不说，挤压久了就会爆炸。在外边的时候得忍着，回家后在亲人面前不需再忍就胡乱发脾气。所以，生活中我们总是把最坏的脾气和最不好的一面展示给自己最亲的人。

不过，我也劝慰同事说，不要太跟丈夫较真，丈夫在外边工作肯定会遇见很多不顺心的事情，他对你发脾气是把你当成了自己的亲人，愿意袒露心扉，无非是方式不对而已。所以，作为妻子，要及时纠正他发泄的方式，把他心中的怒气舒缓地放出来。我告诉她，其实人的身上有很多"撒气穴"，平常没事动动手指就可以帮助丈夫"撒撒气"。

它们分别是胸部的膻中穴、下肢的太冲穴和足三里穴。

膻中穴中是人体保健的要穴，具有宽胸理气、活血通络、清肺止喘、舒畅心胸等功能。它位于人体胸部，两乳头连线之中点处。现代医学研究也证实，刺激该穴可调节神经功能，松弛平滑肌，扩张冠状血管及消化道内腔径。很多人在按摩该穴后都会觉得体内气体流动，胸部舒畅轻松。所以我建议每天按揉此穴100下，按摩的时候四指并拢，然后用指腹轻轻做顺时针的环形揉动。

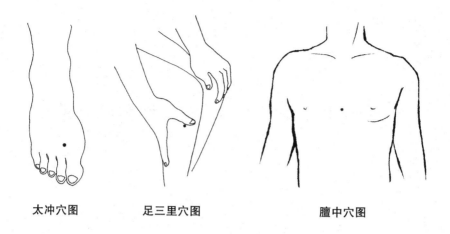

太冲穴图　　　　　足三里穴图　　　　　　　膻中穴图

太冲穴是肝经的原穴，也就是肝经的发源之地。它位于足背侧，第 1 跖骨间隙的后方凹陷处。以手指沿踇趾、次趾夹缝向上移压，压至能感觉到动脉应手，即是太冲穴。肝为"将军之官"，主怒。人在生气发火的时候，怒气走的就是肝经路线。而在肝经原穴处按摩就能在怒气将发时，使之平缓下来。建议按摩此穴时，先用温水浸泡双脚 10 ~ 15 分钟，然后用大拇指按摩太冲穴由下向上推按，双脚都按摩，每侧按摩 5 分钟。

俗话说："常按足三里，胜吃老母鸡。"足三里穴位于外膝眼下四横指、胫骨边缘，能兼顾理上、理中、理下，提高人体免疫力，是一个能防治多种疾病、强身健体的重要穴位。

我劝同事不妨每天晚上主动帮丈夫洗脚，借机按摩一下太冲穴和足三里穴，不但能帮助撒气，还能增进夫妻感情。同事实践了 2 周，连连跟我反映效果不错。

此外，现代医学研究显示，营养缺乏也是产生坏脾气的一个原因。如果缺乏维生素等营养成分，就可能导致脾气"不听话"，由好变坏。所以，我们日常饮食必须注意营养的全面均衡摄取，不要因为喜好或减肥而偏食。女人只要做一手好饭，不但能抓住男人的胃，还能抓住男人的脾气，一举两得。

宁食一碗粥，不吃一粒药，神经衰弱的食补法

"大夫，我老公患上了神经衰弱，吃了很多药都没有用，我想给他买点保健品，您帮忙推荐一个吧。"门诊上，很多女性患者在自己看病之余都会向我咨询这个问题。俗话说，夫妻同心。丈夫的健康状态总是妻子们最关心的问题。

神经衰弱是现代社会叫得很响的一个词。一方面是现代社会日益加快的生活节奏，使每个人的工作生活压力很大，神经衰弱的患者数量每年都在递增。另一方面则是医药厂商看到了赚钱的商机，大肆宣传，想要从神经衰弱患者身上分一杯羹。

市场上有关治疗神经衰弱的保健药确实很多，什么补脑液、安神粉等等，要说有没有用，确实有用，面粉不论做成馒头还是面包都能吃饱肚子。但是就我个人而言，我并不推荐大家去买。

道理很简单，不划算！大家看看这些保健品的成分，无非是何首乌、淫羊藿、人参、鹿茸这些益肾填精、养心安神类的中药材。这些药材如果去药店买，价格很低，但若是经过药商加工，在配上高档的盒子动辄就要三四百，这是变相地抬高价格。你花上百元喝一瓶补脑液，其功效实际上还远不及单煎一味中药更显著。所以，我从不向我的患者推荐保健品，而是告诉她们要补就给丈夫熬一碗养生粥。

粥是老百姓最喜爱的饮食之一，粥本身也就有补益脾胃的功效，煲一款浓浓的粥品，既能喝出美味，又能喝出健康。而中医发挥食补的优势，把一些具有安神补脑功效的中药和粥相结合，更易被人接受和消化吸收，提高药性。下面我就推荐一个可以治疗神经衰弱的食补法。

海参粥：海参1根，粳米100克，姜3克，盐10克。将海参泡发，剖开腹部，挖去内脏，刮洗干净，切碎，加水煮烂。然后将淘洗过的粳米和海参一起放入砂锅中，加入清水，先用大火煮沸，再用文火熬30分钟，最后加入姜丝和盐，继续煮至米烂即可。中医认为，神经衰弱多为肾阳虚弱，脑髓失养。而海参含有大量的优质胶原蛋白和微量元素，可以补肾、养血，营养和食疗价值都非常高。

不过海参价格较贵，如果不是生活在海参产地，大家可以用茄参代替，茄参俗称"廉价的海参"，是比较亲民的补品。

猪心小米粥：猪心一只，小米100克。将猪心切成细丝，锅中放油微炒，和小米做成稀粥，加盐少许即可。猪心是血肉有情之品，味甘、性平，归心经，具有宁心安神、促进睡眠的作用。以心补心，以粥代饭，早晚各食1次。可以改善神经衰弱、心烦意乱、夜不能眠等症状。

黑芝麻核桃粥：黑芝麻、核桃仁、山药各50克，粳米100克。芝麻、核桃仁、山药研末，与粳米共煮成粥。加少许糖调味，早晚各服1次。黑芝麻是补肾要药，含有大量的脂肪和蛋白质，还有糖类、维生素等营养成分，而且黑芝麻的脂肪是植物性的，不用担心发胖。核桃仁甘、温，归肾经，通经脉，润血脉，黑须发，常食可提高机体免疫力。山药是男人的"乌鸡白凤丸"，具有健脾益胃、滋肾益精等很多功效，男人身体不适，都可用山药来补。

桂圆红枣粥：桂圆5个，大枣5枚，粳米100克。将大枣和桂圆去壳与核，取肉冲净，将水烧开后放入米，煮开后放入红枣煮粥，粥好后再放入桂圆肉和白糖，再煮五六分钟即可。

桂圆含有多种营养物质，补脑安神、养心益脾，有效改善神经衰弱引起的失眠、健忘、惊悸等症状。大枣是补气养血的圣品，同时物美价廉，食疗药膳中常加入大枣能补养身体，滋润气血，还可做到养血安神、疏肝解郁的功效。

俗话说，药补不如食补。食补既方便又实惠，选材都是食药同源的食材，对人体没有副作用，而且通过食补可以使脏腑功能旺盛，气血充实，使机体的整体健康水平得到提高。所以，我常对我的患者说："宁食一碗粥，不吃一粒药。"一碗养生粥吃起来美滋滋的，还能使紧绷一天的神经得到放松，是妻子送给丈夫最好的保健品。

世界那么多风景，人生怎会无趣

有一位读者朋友通过 E-mail 的方式给我来信说：他自己觉得人生了无生趣，对每天重复性的工作烦透了，认为自己整天就是混日子，找不到生活的目标，干什么都郁郁寡欢，总想躺在床上睡大觉，让世界安静一些。他因为对现实生活失去兴趣而沉迷于网络游戏，不思进取，经常和妻子闹矛盾，很多次他也想从虚拟世界走出来，可是每当走进城市的车水马龙时，他便再一次陷入了茫然。

这位读者朋友虽然身体是健康的，但心理已经出现了疾病。人心操纵行为，心若病了，人就等于是行尸走肉，没有灵魂。根据他的描述，我断定他是患上了医学上的一种心理疾病——寡趣症。寡趣症是指因为快节奏的现代生活使都市人感到身心疲惫，烦透了工作和学习，由于精神压力太大，对一切活动都失去兴趣的现象。

现实中存在这种情况的人很多：讨厌学习和工作；对自己所从事的职业感到疲惫无趣；夜深人静的时候，总会觉得郁郁寡欢；感觉自己一生很失败，很悲哀。如果你有这样的想法，说明你的心理已经出现了问题。

画皮容易，攻心最难。人若有了心病，靠药物治疗是达不到效果的。我给这位读者回信如下。

读者朋友你好，你的心情我十分理解。人活着不仅仅是为了工作，最终是过得快乐。当自己感到疲惫，感到不快乐的时候，我们首先要树立快乐的信心，用积极的心态去面对，第一时间把它解决掉，不能因为坏心情而让自己虚耗光阴。

其次，运动和空气、阳光、水一样是健康的重要基石。俗话说："刀闲易生锈，人闲易生病。"人体器官都是用进废退，现在人都是坐着工作，长时间不运动，人就会懒懒散散，萎靡不振。所以我建议经常参加户外运动。只有精力充沛的人才能使体内各功能得到充分发挥，才能对生活充满爱，对未来充满信心。

最后，也是最重要的一点，人来源于自然应回归于自然，如果自己的心累了，就多出去走走转转，回到大自然的怀抱。世界那么多风景，人生怎么会无趣呢？给心灵放一个长假，送自己一个说走就走的旅行，见识一下外面的世界，呼吸一下新鲜的空气。把心打开了，心情才会豁达顺畅。所以，旅行是解决人生无趣的最有效方式。

希望你听了我的建议后，第一时间收拾好行囊准备出发，人生在路上，处处是风景。最后，祝你早日拥有一个好心情。

这次交流过去两个月后，这位男子再次给我发了一封邮件，信中他说，听了我的意见后，他立即向公司申请休了年假，利用年假去了自己一直向往的西藏、新疆等地，当面对如画的美景时，心中所有的烦恼都忘得一干二净，回来后心情豁达很多，对生活又充满了激情。

大自然以博大的胸襟容纳了万物，就像人类的母亲，在我们心灵受伤时给我们宽慰的怀抱。如果你对人生充满了疑惑，丧失了兴趣，就到大自然那里找答案吧！

太冲穴，消气穴

有句古话叫"无毒不丈夫"。我倒认为，应该是"无度不丈夫"。这个"度"道出了做一个真正大丈夫所必需的一个要素，那就是要有胸怀，要有境界。说起来容易，做起来难，现实生活当中，要想做一个有胸怀、大度的男人，又谈何容易？

面对工作生活中的各种大小事，脾气再好的男人也会有崩溃的那一刻。他们一般很随和，不会轻易生气，可一旦生起气来，又让女人不明就里，惹起更大的不愉快。男人在什么情况下会生气，男人生气的真正原因是什么？让我们一起来破译男人生气的密码吧！

生气的最大诱因就是肝火上升，而那些烦恼的事情有时候只是一个导火索。这在中医上称为肝火上炎，是人体内脏气血调节出了问题。肝提供人体造血功能，是人体主要血脏之一，一旦人体营养供不应求而精神又出现紊乱就会抑制肝造血的功能，血里也含有水分，血不畅，气不顺时，人体其他器官就会以缺血的形式降低自身功能，进而出现怒火。

几个月前，我出去开会。和我同行的是我们医院的一位后勤领导。路上我们在闲聊的时候，她说："最近我丈夫下班回家，总是表情沉重，坐在沙发上不想说话，我主动上前'嘘寒问暖'，结果是他开始生气了，以前也没见他这样，是不是身体出啥问题了？"

我听后说："只能说是有可能，现在没见着本人，也没法诊断，不如回去后你带他来医院检查一下吧。"第二天，她带着丈夫来找我，通过各项检查，我发现他的肝火过大，容易生气就是由此引起的。说到肝火，说到生气，就不得不提到太冲这个奇妙的穴位。

太冲穴是肝经的原穴，原穴的含义有发源、原动力的意思，也就是说，肝所表现的个性和功能都可以从太冲穴找到形质。我对太冲穴一直怀有一种敬畏的情感，因为它太像是一位不怒而威又宽厚睿智的长者。它总能给你注入能量，总能为你排解郁闷，总能让你心平气和，甚至在险象环生之时让你临危不乱、勇往直前。同时，它又像是人体的"出气筒"，通过按揉"太冲穴"，可以把人体郁结的气最大限度地冲出去。

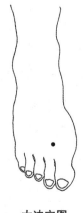

太冲穴图

太冲穴位于足背侧，第1、2趾骨的骨缝之间，向后约3横指宽处有一个凹陷，太冲穴位于这个凹陷中。对于肝火过旺而容易生气的人来说，经常按摩此穴位有很好的效果。具体的操作方法是：用左手拇指指腹揉捻右太冲穴，有酸胀感为宜，1分钟后再换右手拇指指腹揉捻左太冲穴1分钟。

我跟那位同事的丈夫说的就是这个方法。前段时间去后行政楼办事，我碰到了那位同事，她说她晚上经常给丈夫按摩太冲穴，现在她丈夫没有那么大的火气了，效果真好。

你家的顶梁柱是不是也有这种情况？生气了你也不明所以，还以为他是为单位的事烦恼，发泄一下，甚至还不理解，为什么我关心你你还会生气。如果有，就赶紧为他按摩太冲穴吧。

太冲穴最适合爱生闷气、忧愁难解的人。头晕脑涨时，太冲穴让人神清气爽；有气无力时，太冲穴能补足气血；心烦意乱时，太冲穴定志安神；怒气冲天时，太冲穴使人心平气和。

你想让丈夫的字典里没有偏狭暴躁、斤斤计较、忌妒报复、以牙还牙之类的词语吗？你想让丈夫成为一个有度而无毒的人吗？如果想，就请牢记"太冲穴，消气穴"这几个字，经常为他按摩此穴位吧！

肯定丈夫的优点，带他走出自卑的心理阴影

梅女士的丈夫前几年创业失败，事业跌入低谷，从此一蹶不振。以前挺要强的一个男人，现在变得自卑和自负。自负是对外界一切事物嗤之以鼻，漠不关心。自卑则是对自己所从事的事情不自信，没主见。

其实生活中，很多人都是存在着自卑和自负双重心理。对别人所做的事情评头论足，看不起，认为是小儿科。但真让他自己去做，他又畏畏缩缩，不敢尝试。可以说自负和自卑常常是一字之差，正是自己把输赢看得太重，把目标定得太高，导致害怕失败，害怕尝

试，不相信自己。每个人最初的时候都很自信，但是由于在人生的某个阶段遭受过失败的沉重打击，对失败产生恐惧，当一件事情摆在面前的时候，乐观不起来，首先考虑的总是最坏的结果。

就像梅女士的丈夫，当年事业顺风顺水的时候也是书生意气，挥斥方遒，你能说他不自信？可当他把家里 20 多万的积蓄全赔光的时候，他心理开始恐惧了，开始对自己产生认知偏差，想着自己是不是真的不行。当这种心理暗示时间长了，行也变成了不行。这个时候，患者的心里就像是"行"与"不行"两种心理在拔河，当"行"快要落下风的时候，作为亲人朋友应该为"行"加把油。

所以，我给梅女士开了一个特别的处方：善于赞美、共鸣性理解、行为矫正、学会接纳失败。

善于赞美就是肯定丈夫的优点。不要吝啬自己的赞美之词，人的自信就是在别人的鼓励中慢慢建立的，自我否定的人其实很在乎别人对自己的评价。所以，在和丈夫的生活中要多说"不错""很好""你太有才了""真棒"等这些肯定一个人能力的词语。

共鸣性理解就是做丈夫的红颜知己。自卑的人心理上常常处于孤立无援、独自苦恼的状态，他希望得到别人的理解和体谅，让别人帮助自己分解忧愁。所以，当丈夫失败的时候，妻子切忌抱怨，要理解丈夫的心情，常常去安慰，争取和他产生共鸣性理解，这对消除自卑感具有良好作用。

行为矫正就是鼓励丈夫参加集体活动，比如参加马拉松比赛，通过观察周围的人发觉自己并没有想象得那么差。鼓励丈夫做一些他原本不敢做的事情，先从容易的下手，逐步获得成功后增加难度，逐步建立自信，让丈夫意识到原来自己可以做到。

最后还要帮助丈夫学会接纳失败，让他认识失败和成功都是平等的，失败并不可怕，我们重新再来一次就可以了。

梅女士按这个处方"抓了药"，很快就帮丈夫走出了自卑的心理阴影。

其实，自卑的人跟自信的人相比，能力并没有不同，不同的只是一种心态。所以古人有句话叫"哀莫大于心死"，自卑的人一定要相信自己，如果调整好自己的心态，那么你就会和别人一样优秀。

克服性焦虑，让夫妻生活更美好

性焦虑是对性行为产生焦急、忧虑和不安的情绪状态，常常因紧张而心慌、出汗、运动性不安，导致性生活不和谐。患有性焦虑的患者虽然内心渴望与自己心爱的妻子"共浴爱河"，但真正进行时，对方的接吻、拥抱、抚摸都会触发他的焦虑，导致早泄、阳痿。

男人在性生活开始之前，就像是准备上考场一样，总是有这样、那样的担心。比如担心自己的"那家伙"不够粗壮，不能满足对方，担心自己不够持久，出现早泄等等。考前紧张容易导致考生发挥失常，性前焦虑也会影响男人的发挥。所以很多男人"不行"，并不是真的"不行"，只是过不去心中的那道坎。

小肖刚结婚3个月，但因为自己的心理问题，一直没有和妻子有过成功的性经历。他找我看病时向我袒露了一个藏在心中多年的秘密：上大学的时候他有个初恋女友，他非常喜欢她，并渴望和她"共浴爱河"，但是女友是个保守的人，每次小肖提出这方面的要求时，她都断然拒绝。不过有一次，女友终于抛开了心理防线，给小肖机会，可小肖因为过于紧张而没能发挥好，造成双方的心情很不愉快，之后就不了了之。自从那件事后，小肖就对性生活充满了恐惧。后来结了婚，找到愿意和自己共度一生的妻子，但每次行房事的时候，脑海中总浮现那晚失败的情景。

男人在年轻时性心理非常敏感，而且常常是文化程度越高，不良心理影响就越大，性生活中一个不合时宜的声音、脸色、态度、反应等都会给男方植入恐惧的种子，这些因素引起的心理障碍称为刺激性焦虑。简单来说，就是男方在之前的性生活中有不愉快的经历，心理被伤害过，之后每次的性生活都像是在揭伤疤。

我告诉小肖，心病还需心药医，要想走出心理障碍，要做到4个"自我"。

首先是自我肯定。自信是治愈刺激性焦虑的必要前提，要时常暗示自己"我能行"，不要在未开始之前就夸大失败的可能性，自己恢复自信才能最终驱逐焦虑。

其次是自我疏导。自己要对性焦虑有一个清醒的认识，充分调动主观能动性，当焦虑出现的时候，要意识到这是心理问题，不是自己的能力问题，不要在意它，及时把注意力转移到其他方面。

再次是自我放松。当情绪紧张时，要学会自我放松，比如深呼一口气，或者停止性行为，畅想一下自己在碧波荡漾的海边，正享受着温暖和煦的阳光，运用意识的力量使自己全身放松，抛开焦虑的情绪。

最后是自我倾诉。很多性焦虑患者都是心中藏有难言之隐，只敢告诉大夫，不敢向妻子诉说。这种情况下要进行自我倾诉，借助某种途径把心中的秘密表达出来，或者干脆向妻子坦白，有时候把心中的痛苦和秘密说出来，心中的负担就会减轻很多。

小肖听了我的建议后，逐渐进行自我心理暗示，慢慢地就找到了状态，而且越来越自信。

另外，有研究显示，性焦虑患者的一半原因都来源于妻子，很多男人看着妻子没法达到高潮时失望的表情，都会给自己增添莫大的压力。所以，男人不可能每次性爱都发挥得很好，都很完美，遇到丈夫偶尔的性生活发挥失常，妻子要有一颗包容、宽慰的心。另外，有时候性爱中小小的细节，也可以激发性趣，缓解丈夫的性焦虑，比如在卧室播放一些舒缓的音乐，性爱前和丈夫聊聊天，重温一下恋爱的柔情，不要直奔"主题"，以一种休闲的方式享受性生活，这样既可淡化性压力，又可增进夫妻间的亲密度，让夫妻性生活和谐美满。

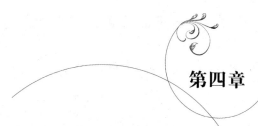

第四章

丈夫的亚健康问题：
不吃药的智慧

田间马齿苋，轻松治盗汗

出汗是人体的正常生理现象，是机体调节体温的一种手段。平时汗液都藏在人体的肌表之下，当天气炎热、过食辛辣、穿衣太厚的时候，肌肤的毛孔就会张开，把汗液排泄出来，防止体内过热。就像我们嫌住的房子太闷，白天需要把门窗打开适当通通风一样。

白天开门窗不要紧，但若是到了晚上忘记关了，那就会引起盗贼出没。同样的道理，如果晚上睡觉过程中出汗，那就是盗汗了。

上周二坐门诊，刚换上白大褂便走进来一位中年男子。

我还没开口说话，那男子就神神道道地说："大夫，我最近患了一种怪病。"

我听了诧异地询问具体情况。他告诉我说："我白天的时候身体好好的，不怎么爱出汗。可是到了晚上，身体内汗液就神不知鬼不觉地冒了出来，早晨醒来的时候把枕巾、被褥都弄湿了，你说奇怪不奇怪？"

我听了笑笑说："你说的这种情况并不是什么怪病，而是中医上讲的盗汗。"

盗汗是中医学的一个病症名，是指入睡后汗出异常，醒后汗出即止的症状表现。"盗"就是盗贼，意思是人体的汗液像盗贼一样偷偷溜出来，见不得光，等天一亮就又恢复正常了。

盗汗的出现是因为肌肤的汗孔开泄失常，就像是家里的门窗晚上忘记关了。中医认为，睡则阳入于阴，即体表的阳气入于体内的阴分；阳加于阴谓之汗。阴虚而生内热，再加上入睡后固护肌表的阳气入于阴分，虚热与入内的阳气共同蒸迫阴液，加之睡眠时阳气入内，肌表失固，因而产生盗汗。醒后卫阳由表出里，内热减轻，继续去大门处值守，汗出也就停止了。

所以，治疗盗汗，既要清热又要滋阴，一定得双管齐下，这时就要用到在田野间常见的马齿苋了。

我告诉该男子，去菜市场买点新鲜的马齿苋，回家后研成汁，每次喝100毫升。如果买不到新鲜的马齿苋，还可以去中药店买干品，回家后按照1∶10的比例兑水煮汁，每次还是喝100毫升，一日2次。

马齿苋既可清热止汗，又能益气补虚，滋阴凉血，对晚上潮热盗汗的人非常有效。一般来说，盗汗初起的患者，连服3日即可收效，所以我只给该男子开了一个疗程（一个疗程为7天）的药，便把他口中的"怪病"给治好了。

马齿苋在老一辈眼里是晒不死的野草，耐旱性很强。据说，后羿射日的时候，9颗太阳都被射掉了，剩下的一颗躲在马齿苋叶子下才躲过危难，太阳为报答马齿苋的救命之恩，答应它永远不会旱死。所以，即使马齿苋全部暴露在烈日下，圆润的叶片依旧水灵灵的。传说归传说，但也由此可见马齿苋滋阴清热的效果是多么厉害。

现在马齿苋还成了饭店里的特色野菜，上海人称它们为"保健菜"，有多种功效。夏天暑热容易损耗阴气，如出现心烦口渴、午后潮热、夜晚盗汗的症状，朋友们不妨用马齿苋做一道保健菜，不管是煲炒、凉拌还是煮粥，风味都别具一格。

黄芪补气止虚汗

我们都知道，肥胖的人特别爱出汗，运动一会儿就大汗淋漓，天气热的时候即便是不活动，额头上的汗珠也扑簌扑簌地往下掉。这倒不是胖人有多么怕热，寻根求源是因为气虚。

气为津之主，对津液有固摄作用，能防止津液无故丢失。汗液也是人体津液的一种，汗液平常被气"封存"在人的体表之下，如果封存的力量不强，汗液就不能很好地被固摄住，自然像开闸的洪水四溢而出。

当然，除了胖人多虚外，一些大病初愈、过度劳累的人也容易气虚，自汗不止。

有个企业的老总找我看病，就是因为身体爱出虚汗。在诊室谈话的十几分钟内，他拿出纸巾不停地擦拭脖子、额头上的汗珠，而我比他多穿了一套白大褂也没觉得有多热。

观其体貌即为大腹便便，肌肤色白，容易倦怠乏力之人，当时就告诉他，这是因为身体气虚，肌表腠理不固，而致汗液肆意外泄，最根本的方法是补气。

若论补气，黄芪当属第一，同时还有敛汗的功效。明朝的医学家张景岳就称赞它："气虚而难汗者可发，表疏而多汗者可止。"黄芪味甘、性微温，性味虽然温和，但效果却一点也不比人参差，而且因为价格便宜，所以是最常用的补气药。

于是，我向他推荐一个补气的小验方：黄芪 20 克，大枣 5 枚，浮小麦 30 克，每日煎一大碗，就像喝茶一样，渴了就喝几口，补虚止汗的效果很好。

方中除了黄芪外，浮小麦味甘、性凉，也具有除虚热、止虚汗的功效。大枣味甘、性温，补虚益气、养血安神。这三味药都是生活常用药，价格也不贵，像方中的君药黄芪，一斤也就 40 多块钱。

这位老总服药一个星期，总共花费不到 30 块钱就把问题解决了，连连称赞这个方法神奇，还感慨道："以前我以为只有商人才精打细算，没想到你们中医治起病来更会省钱。"

山不在高，有仙则名。药不在贵，有效则灵。中草药来源于大自然的馈赠，很多田间地头不起眼的野草、野花，经过炮制就能成为治病的良药。黄芪除了补气效果好外，还具有扩张血管的作用，大剂量每天用 30 克以上，泡黄芪茶饮，对于体质虚胖的高血压患者，还可以降血压，有效防治中风和高血压。

现在男性应酬多了，运动少了，身体逐渐发福，体力越发不足。不少人看起来五大三粗的，但爬几层楼梯、搬几箱东西就累得气喘吁吁，大汗淋漓。这就是气虚的表现。气主动，人不运动就不能顺应气的本性，气就得不到固养。男人要想让自己阳刚起来，除了用黄芪补气，关键还要多运动。

花生叶是天然的安神药

俗话说："日有所思，夜有所梦。"梦是人的神志在夜晚的延伸。

如果晚上做梦太多，那就提示人的心神在白天消耗太过，是心气不足。气不足则阳不守阴，心神和人的活动一样，白天干活，晚上回家。白天用脑过度或心理活动太过剧烈就会损伤心神，造成魂不守舍，回不了家。心神回不了家就会在外边游荡，所以身体其他部位虽然睡着了，但人的意识依旧没有休息，此时应该及时调理心气。

郭女士的丈夫近一段时间晚上睡不好觉，经常做梦，白天醒后精神不振，影响工作，她找我想求一服安神的药物，希望让丈夫能在晚上睡一个安稳觉，这样白天就能精力充沛，安心工作了。

我告诉她，想要治疗多梦，关键是要调心。人有七情，喜、怒、忧、思、悲、恐、惊，七情又由心神统领，白天精神活动剧烈，七情太多，就会导致心神不宁。所以，你丈夫最近多梦肯定是精神压力大，累着了。

郭女士听了我的话，也连连点头说，现在丈夫事业正处于关键期，每天有许多事等他处理，每件事他都要深思熟虑，30多岁的人看起来跟历尽沧桑的老年人一样。看着他每天那么累，自己却帮不上什么忙，真是对自己又气又恼。

我笑笑说，女人是男人停靠的港湾，男人白天在外边乘风破浪，拼命工作，回到家里只想求一份清静，你丈夫睡觉多梦不得安静，你只要能还丈夫一个安稳的睡眠，便是对他最大的帮助。

具体治疗的方法也很简单，我让她回家后找些新鲜的花生叶，每天晚上取25克花生叶（干品10克即可），再配上5枚大枣，浮小麦20克，用水煎服，一次服用200毫升，每晚临睡前服下。

花生是生活中大家常见的食物，素有"长生果"的美称，但是很多人不知道，废弃的花生叶药用价值也很高。古人观察到花生叶"昼开夜合"的生物特性和人类"日出而作，日落而寝"的作息规律同步，所以认为花生叶有助于帮助人们睡眠。现在药理也已证明，花生叶含有某种近似人体内"睡眠肽"之类的促睡眠药物成分，是天然的安神药。

大枣补血，白天损耗气血，通过补血也可以起到安神效果。浮小麦归心经，也可养心安神。这三味药中大枣和浮小麦都比较常见，而花生叶，如果家不是农村的，很少能收集到。此时大家可以用花生壳代替，不过药量要加倍，取花生壳 50 克，水煎。

正好郭女士的母亲在老家种了一片花生，她摘回去一些，每天晚上都给丈夫熬一碗，并亲自监督丈夫喝下。起初丈夫还有点不情愿，没想到喝了三四天，晚上果真不再做梦了。

除花生有助于睡眠之外，我们人体还有 3 个安神穴：内关、神门、三阴交。内关穴位于掌心面，手腕横纹上 2 寸（同身寸，即每个人自身大拇指的宽度为 1 寸），掌长肌腱与桡侧腕屈肌腱之间。神门穴位于掌心面的手腕横纹上，尺侧腕屈肌腱的桡侧凹陷处。三阴交在小腿内侧，足内踝尖上 3 寸可以摸到胫骨，它就在胫骨的后方。这三个穴互相配合，每天按揉 5～10 分钟，就可以起到安神定志的作用。

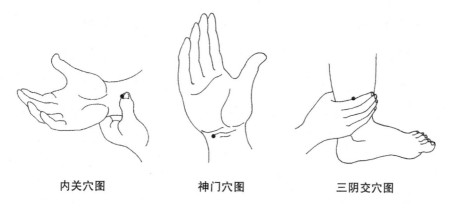

内关穴图   神门穴图   三阴交穴图

我们可以随时开始，在看电视的时候动手按摩一下，可以调节和放松机体，改善睡眠。

对于男人来说，他其实并不需要妻子在事业上能帮上什么忙，他想要的就是一个温暖的家，一个可以放松身心的心灵港湾。为什么很多男人不愿意回家，就是因为回到家，妻子为了鸡毛蒜皮的事情跟他吵吵闹闹，搞得心神不宁。所以，做一个给丈夫带来安宁的好妻子，包括在睡梦中，就是对丈夫最大的支持。

头痛就要从"鼻"治疗

头部是人体经脉的聚集地，而且汇聚了众多的穴位，这些穴位和经脉联系在一起，起到了运行气血、濡养全身的作用，所以"头是人一宝，日挠五百不嫌老"。不过，木秀于林，风必摧之。家里的宝贝放在显眼的位置就会容易遭贼惦记。头部在人体之巅，风性上行，有趋上之势，所以头部最易受"风邪"侵扰。

当然，风邪除了外界的自然风，还包括体力的病理风，比如：脾气暴躁、大动肝火的时候就导致肝风内动；身体虚弱、筋脉失养的时候会导致虚风内扰；邪热炽盛、热灼肝经的时候就会热急生风。风邪上扰经络，会引起头部经络闭塞拘紧，中医讲"不通则痛"，进而引起头痛。你看经常熬夜加班，爱生气，脾气暴躁的人总会习惯性地揉脑袋，这就有可能是风邪侵扰头部引起的头痛。

因此，头痛是一种疾病的信号，是百病的开始，要给予重视，及时治疗。

退休多年的唐大爷，急躁脾气一点没改，眼里容不得沙子，遇事总要和别人理论三分，碰到不顺心的自己先急得脸红脖子粗，每次发脾气的时候额头的血管都不停跳动，发生放射性疼痛。

今年正月十五，唐大爷去公园看花灯，因为一些琐事和摊贩拌嘴，气得头又开始痛了。如是以往，唐大爷回家睡一觉消消气，疼痛便消失了，可这一次疼痛非常顽固，间歇性发作，缠绵不止。无奈唐大爷只得去医院诊治，血压也不高，医生给他开了些止痛药，起初吃着还管用，可是时间一长就产生了依赖，药一停就出现反弹性头痛。

后来他想起用中医治疗，经朋友介绍后找到了我，我采用的是传统鼻疗法。中国鼻疗法是中医学传统外治法之一，就是通过鼻腔用药来激发经气、疏通经络，促进气血运行。

我给唐大爷开的方子是：取川芎、白芷、炙远志各15克焙干，诸药研成细粉后装瓶备用。头痛的时候用绸布包少许药粉塞在鼻孔内，一般塞鼻后15分钟左右便可止痛，连续治疗5~7个疗程（1个疗程为7天）可消除头痛。

川芎活血行气，祛风止痛，中医有头痛不离川芎的说法。药王孙思邈作诗赞道："青城天下幽，川西第二洞。仙鹤过往处，良药降苍穹。"川芎由此得名。白芷辛温，辛能发散，温能祛寒，可以祛风解表，通鼻窍，止头痛，尤其长于缓解眉棱骨痛。远志是养生要药，具有安神益智的作用，其中炙远志功效最强，现代人压力大，精神易紧张，远志可以宁心安神。

鼻是脑的门户，《黄帝内经》中说："十二经脉，三百六十五络，其气血皆上于面而走空窍……其宗气上出于鼻而为臭。"（臭通"嗅"）鼻为一窍，宗脉所聚，其内神经敏感，又有通窍开闭之功，通过鼻窍用药等于是找到通往头部诸经的捷径，药效更容易吸收，所以治病效果最好。唐大爷治疗了3个疗程，也就是半个月的时间，止痛药便无"用武之地"了。

人在长时间熬夜工作后，头部会出现跳痛，这是因为肝经不畅，经脉阻塞。所以，保持正常的作息时间对预防头痛非常重要。

另外，经常按摩头部也可以舒经活络，达到预防头痛的目的。具体做法是揉太阳穴，每天清晨醒来后和晚上临睡前，用双手中指按太阳穴转圈揉动，先顺揉7～8圈，再倒揉7～8圈，这样反复几次，连续数日，偏头痛可以大为减轻。疼痛出现的时候，将双手的十个指尖，放在头部最痛的地方，像梳头那样进行轻度的快速按摩痛点，每次梳摩100个来回，也可达到止痛目的，根本不需要服用止痛药。

龙眼枸杞粥，助你好睡眠

千金易得，一觉难求。社会经济的飞速发展，鼓了不少人的钱袋子，可财富的增加并没有提升人们的幸福感。面对着"医疗、购房、就业"等诸多压力，越来越多的人正在丢失睡眠，在美好恬静的夜晚辗转反侧，靠催眠药才能勉强入睡。有调查数据显示，全球有18亿人正在饱受失眠困扰，我国约有4.5亿人群长期面临不同程度的睡眠障碍。

周女士的丈夫前一段时间晕倒在工作岗位上，原因是长期失眠导致身体免疫力下降，诱发心脏病。

周女士的丈夫失眠不止一天两天了，周女士都看在眼里，可是她尝试了许多办法，为此还花很多钱买了一个据说能促进睡眠的椅子，却都收效甚微。

我告诉周女士，男人失眠主要是因为血虚，心血虚则心神失养，神不守舍，所以到了该休息的时候就睡不着觉。

不要以为血虚是女性的专利。男人工作压力大，精神紧张，大脑高度集中，这些对男人气血都是一种慢性消耗。如果不及时补充，时间久了就不单单是失眠问题了，还会出现心绞痛、心力衰竭等疾病。

我告诉周女士，想要补气血，何不试一试龙眼枸杞粥？具体做法是选龙眼肉15克，枸杞子10克，大枣4枚，粳米100克。现将这些材料洗净，然后在器皿中加清水，先将粳米武火煮8分钟，随后再下入龙眼肉、枸杞子、大枣，20分钟后煮成稀粥即可食用。

龙眼肉是桂圆的果肉，大家可以去药店买干品，方便储藏。龙眼肉性甘温，归心脾两经，能补益心脾，养血安神，用于治疗气血不足导致的失眠、健忘。枸杞子是补气养血要药，夏季暑热易耗伤心气，导致晚上睡不着觉，这时白天用枸杞子泡茶可以改善体质，利于睡眠。粳米补益脾胃，脾胃和则气血生化有源。大枣补中益气，养血安神，加几枚大枣还可以调和诸药，增强药性。

气血足则百病消，把心神喂饱了，晚上它自然就不哭闹了。周女士的丈夫每天晚上喝一碗香甜美味的龙眼枸杞粥，一周后便能呼呼大睡了。

睡眠是保证人体得到充分休息，修复身体各项功能的重要生理功能之一。一个人一生中1/3的时间是在睡眠中度过的，这1/3的时间将决定其余2/3的质量和价值。人不吃饭可以活2周，如果不睡觉却只能活 5 天。长期睡眠不足，不但会造成白天精神萎靡不振，影响工作和健康，有些人还会因此抑郁、烦闷，出现悲观厌世的轻生念头。

人少睡一分则少活一天，谁的身体都不是永动机，你不让它休息，它迟早要罢工。男人白天工作拼命值得称赞，但晚上回到家就要把所有的事情抛在脑后，更不要把它们带到床上，要把睡眠当成一件美好的事，让身体彻底放松。有句歌唱"男人哭吧不是罪，再坚强的人也有权利去疲惫"，所以，男人累了就赶紧去补个营养觉，不要硬挺着。

葛花解酒效果佳

说到酒，我们直接想起来的就是男人经常喝酒。其实并不是他们爱喝酒，大部分情况下，他们是由于工作的需要不得已才喝的。作为妻子，对于丈夫的这些情况也一定要理解，他们这么做无非是能更好地改善生活。然而，这里有一个一直困扰妻子的难题，那就是怎样解酒见效快。

给大家说个只有医生才知道的秘密吧！在医院的药房里，经常会有一些大夫去取一些葛花泡水喝，解酒保肝啊！

葛花是豆科植物葛的干燥花，有解酒醒脾的功效。这在《本草纲目》等医学巨著中都有记载，民间历史素有"千杯不醉葛藤花"之说。另外，葛花还具有清热解毒、健胃、护肝等功效。酒前服用，提前在肝、胃中形成保护膜，起到护肝养胃、增大酒量的作用。酒中饮用抗醉，酒后饮用解酒。

为什么葛花有如此大的功效呢？

因为葛花中含有皂角苷、异黄酮类成分，具有氧化还原作用，能够加速乙醇氧化，可使乙醇失去毒性，收缩和保护胃肠黏膜，减缓酒精的吸收，阻碍酒精快速大量地进入血液循环。同时异黄酮类还可以吸附酒中致醉物质，降低酒精浓度，降低心肌耗氧量，保护心血管，并通过加速排尿、排汗排泄分解，缓解头痛、眩晕、恶心等不舒服感觉，减轻醉酒程度。

杨先生在一家大型企业的市场部工作，由于职位的关系，他经常要去跑市场，所以经常得请客户喝酒。另外，由于他经常给其他部门跑市场、办好事，所以其他部门负责人也经常请他喝酒，他也经常去，因为跟各个部门负责人保持良好的关系也是工作中很重要的一部分，不去不行啊。

他的妻子很贴心，每次杨先生喝醉了回家，妻子都是毫无怨言地替他收拾，照顾他。第二天，还劝他少喝点酒。杨先生虽然口头答应，但是也是没办法的事。后来，肝就出问题了……

前些天，他的妻子找到我，向我咨询快速解酒、减少酒精对肝损害的方法，我就说了用葛花泡水喝的方法。上次见面时，她还一直对我说那个方法效果好。

总而言之，中药葛花是解酒的"神兵利器"，是常喝酒之人的家中必备的不二之选。男人酒醉之后，如果不及时解酒，对肝的损害是很大的。因为饮酒后，乙醇可直接进入人体的血液循环，被体内的乙醇脱氢酶氧化分解，形成对肝有极大毒性的乙醛。正常情况下，乙醛可被人体内的乙醛脱氢酶分解为无毒物质而排出体外，但摄入过量的话，就会引起中毒。

作为妻子，为丈夫做好善后的工作何尝不是一种"爱"？家里常备一些中药葛花吧，用时冲泡或煎服就行。它不仅能快速解酒，而且还可以调养肠胃，起到健脾养胃的功效，同时可避免酒精中毒的情况出现。

山楂薏米粥——给肝减减肥吧

体型肥胖，稍微吃一点就长肉；一直减肥，体重却始终减不下来；

经常喝酒，三天两头喝酒应酬，一上酒桌喝起来就没个准数；

每餐不离肉，鸡鸭鱼肉往胃里塞，感觉没肉，吃饭就不香；

不怎么运动，出门坐车，上班坐办公室，周末也是赖在家里睡觉；

身患糖尿病，这也不敢吃，那也不敢喝，整个人还虚胖虚胖的……

如果你有以上问题，说明你健康的肝快保不住了，脂肪肝已经离你不远了。

俗话说：病从口入。可千百年来，人们每天三顿，大到飞禽走兽、小到蛇虫鼠蚁，什么都吃，照样健健康康的。这是为什么呢？其中很大一部分原因都归功于肝。

肝是人体最重要的脏器之一，能直接影响人的健康和寿命。肝是人体内新陈代谢最活跃的器官，具有调解血液、解毒，参与体内糖类、蛋白质和脂肪代谢的功能。说白了，肝就是一个"解毒"器官，把身体里的毒素、废物，代谢出体外。

然而，由于环境污染、抽烟酗酒、过量食用肥腻食物、缺乏运动等因素的影响，肝的代谢功能会一点一点地减弱。脂肪也就不能被肝分解、转移，而是在肝内不停地积聚，最终形成脂肪肝。

脂肪肝说轻不轻，说重不重，可一旦症状发作起来，无论是百万富豪，还是车间小工，生活都将会苦不堪言。

现代人生活节奏快，夜生活也更加丰富。白天上足发条，不停地工作，夜晚又是没完没了地应酬，吃喝玩乐，与高脂肪、高糖食物打交道，使身体负荷越来越重，让肝不堪重负，很多人经常觉得肝区隐隐胀痛，一天到晚身体疲乏，去医院一检查，才发现原来是患了脂肪肝。

得了脂肪肝，日子真是不好过。整天腹胀、肝区疼痛，有时正走着，就能痛得躺下；一上酒桌，看着满桌子的菜，这不敢吃、那不敢吃；有时酒瘾犯了，还不敢喝，心里就像猫挠一样难受。这样，不仅工作受影响，生活也变得一团糟。更让人心惊的是，脂肪肝还会引起一大堆可怕的并发症。

39岁的杨先生就是脂肪肝的受害者。3年前公司体检时，他查出来患有轻度的脂肪肝，可他一直感觉不到有什么不舒服的地方，也就没放在心上。后来发现自己慢慢变胖了，腰围从2尺3一下长到2尺6，而且还经常头晕、恶心、吃不下饭，再后来稍微一干活，就感到心慌。

后来，他爱人陪他又来医院检查了一下，我发现他有差不多一半的肝组织被脂肪浸染了，而且还诱发了高血压。杨先生这才意识到脂肪肝的"威力"，忙问我治疗的办法，他的妻子也面露难色。

我对他老婆说："其实这方法很简单，只要你勤快些就行。每天给你丈夫做一碗山楂薏米粥，坚持服用1～2个月，就可以消除体内堆积的多余脂肪，治疗脂肪肝。"我给她说了具体的做法：山楂25克，薏苡仁50克，薏苡仁和山楂以2:1的比例熬成粥。并嘱咐杨先生平时要戒烟、戒酒，平时少吃油腻的大鱼大肉食物。

杨先生坚持吃了山楂薏米粥两个月后，来医院复检，结果显示他的脂肪肝减轻了，只要再坚持一段时间，就可以痊愈了。

脂肪肝在医学上号称"双重杀手"。得了脂肪肝，不仅不能排除身体里的毒素、废物，让其在体内随意游走淤积，引发诸多并发症，而且自身还会恶变成一个危害自身健康的"隐形炸弹"。

毫不夸张地说，脂肪肝就是隐藏在身体里的一个"毒窝"。这个"毒窝"一旦形成，就会无休无止地危害身体健康。所以，本着对自己身体健康，对家庭负责的态度，一旦发现有脂肪肝倾向，就得赶紧将其扼杀在摇篮里，否则就会越拖越难治，越拖越可怕。

那么，选择正确的方法很重要，药物本来就对肝有损害，所以最好不要吃。食疗是一个不错的方法，在享受美食之余，又能轻松治病。所以，如果发现你的丈夫患有脂肪肝，就赶紧为他送上爱心"山楂薏米粥"吧！

降肝火：猪肝菊花汤，吃肝喝汤

在我们的日常生活中，经常有一些人易怒，爱发脾气，特别是工作忙、应酬多的男人，其实他们这些情况大多是由肝火过旺引起的。

中医认为，肝火是肝阳的表现形式，肝火旺就是肝的阳气亢盛表现出来的热象，多因七情过极、肝阳化火或肝经蕴热所致。当人体阴阳失调，失去了正常潜藏功能，会引起"上火"症状。一般情况下，肝火旺的人会有头晕头痛、面红目赤、心悸失眠、不思饮食、胸闷腹胀、口苦易怒等症状。

肝是消化系统里的解毒过滤器官，所有外来物的毒素及**由腹腔**回流到心脏的血液，都先经它处理。平日食物的消化，很多都**离不**开肝，包括油炸、腌制、辛辣、肥腻、加工的食物，以及**经化学农**药或经添加剂处理的材料，甚至化学合成的药物等。一旦肝**工作过**劳，血液循环不畅，解毒过程及腹腔血液的回流就会受阻，**进而形**成肝充血及下腔静脉受压，肝火上升，引致头胀、头痛。

小陈是一位车间工人，几个月前来找我看病，说自己在工作期间总是头晕、头痛，让我给他诊治一下。我问他具体情况时，了解到他不仅平时工作强度大，而且晚上还经常加班。一天 24 小时，工作时间就达到了 14 个小时，当然这也是为了给家里多挣一些钱，改善生活条件。

不仅如此，他那个时间段吃饭也吃不下去，看到食堂的饭菜就没食欲，总是要强迫自己才吃下去一点。更为严重的是，他还爱喝酒，饭能不吃但酒不能不喝。经过我多年的经验和相关的检查，最终确定他这是由于肝火过盛引起的。

我给他说了一个效果很好的食补（中药）和锻炼相结合的方法，没过多久，他的肝火就平下去了。其中食补（中药）疗法就是用猪肝 1 只，菊花 30 克（用纱布包好），共煮至肝熟，吃肝喝汤。

在中医学中，食补或者说食疗作为很重要的一部分，讲究"吃什么，补什么"，要补肝、平肝火当然要吃动物的肝，吃得较多的便是猪肝。而菊花有疏风清热、清肝明目、养肝降火的作用，能够缓解肝火过旺引起的口苦、头痛、咽喉肿痛等症状。

锻炼方法则是"推肝经"：坐在床上，右腿向前伸直，左腿弯曲平放，双手交叠，压在大腿根部，沿着大腿内侧肝经的位置，稍用力向前推到膝关节，反复推动，四五十遍，然后换另一只腿用同样的手法。可以隔着衣服，如果是在皮肤上的话就涂些润肤油，效果更好。每晚推一推，疏肝理气，活血化瘀，祛肝火。

大腿的内侧有三条经络，中间是肝经，靠近正面的是脾经，靠近后面的是肾经。你坐下后，屈膝，大腿内侧朝上，正中的就是肝经，推中间就是推肝经，当然偶尔推偏一点，推到脾经或肾经，那也没有关系，只有好处没有坏处。

春夏之交，气候多变，非常容易出现肝火旺盛的症状。如何有效地降肝火就成了人们茶余饭后关注的热门话题。其实，除了气候的原因，不健康的生活方式也会导致人体的肝火旺盛，例如常吃辛辣食物、喝酒、经常熬夜加班等。

气候的因素对人们的影响因人而异，我们不能左右气候的变化，但是养成健康的生活习惯是我们每个人都能做到，而且能够做好的。所以平时一定要注意，不能为了享"口福"而让内脏"受苦"，不能图享"一时之乐"而睡眠不足，最终致使肝火旺。

另外，保持良好的心情也是降肝火的有效方法。中医学认为，七情（喜、怒、忧、思、悲、恐、惊）过极，均可致病，其中尤以发怒对人伤害更大，故有"怒伤肝"之说，而"肝火盛"就是"怒伤肝"的表现。

如果你生气着急，可能在短短一分钟内动脉快速变得狭窄，出现人们常说的"气死人"的悲剧。如果说高血压、冠心病是无形的杀手，那么"肝火盛"就是杀手的致命武器。此外，"肝火盛"还可引起其他疾病，如甲状腺功能亢进等。

古医学有云："喜则气和志达，营血通利""精神进、志意沼，故病可愈。"这些都表明，积极乐观的精神状态是维护健康、战胜疾病的法宝，是健康长寿、祛病延年的良药。为此，奉劝那些"肝火盛"的朋友，要时时心胸开阔，处处豁达开朗。不妨用"肚大能容，容天下难容之事；笑口常开，笑天下可笑之人"的人生哲理来开导自己；用"发怒是用别人的错误惩罚自己"的名言来劝诫自己；用"制怒"两字警示自己，使我们远离"肝火烧身"，走健康之路。

话虽如此说，但在现实生活中，还是有很多人因为这样或那样的原因引起肝火过旺的情况，考虑到肝火旺的严重危害，一定要及时治疗。在保持良好心态的情况下，配套使用上面所说的方法，保证还你一个健康"高效"的肝。

丈夫血虚，制何首乌、大枣、粳米煮粥喝

我们在跟人打招呼的时候经常会说："你今天气色真好！"相信如果有人这样夸赞你一句，你一定会越发觉得容光焕发、精神百倍了。气色究竟代表着什么？仅仅是一个人的精神面貌，还是同时反映出一个人的内在健康状态？

中医认为，人的气色与脏腑气血的盛衰有关。气血是滋养皮肤、使面容保持年轻的重要条件。气使皮肤莹润光滑，血使皮肤颜色红润。若气血充足，则皮肤健美，容颜难老，而气血虚亏则会显得面

容憔悴、皮肤衰老。"血为气之母",气血不足往往与体内血液不足,或血液运行失常、濡养功能减退有关。

一般人认为,血虚是女性的"专利",因为月经、流产、分娩,都会使女性大量失血,自然也增加了血虚发生的可能性。实际上,男性也有可能发生血虚。成年男性由于工作压力大、思虑过多导致精神压力大,再加上生活无规律,或因脾胃虚弱,饮食营养不足,化生血液的功能减退而致血液化生障碍,或因久病不愈,慢性消耗等因素而致血液耗损,均可导致血虚的出现。

具体来说,男人更容易发生外伤。由于出血过多,日久则导致瘀血内阻,脉络不通,从而影响新血的生成,继而引起血虚。暴饮暴食、饥饱不调、嗜食偏食、营养不良等原因,均可导致脾胃损伤,不能化生水谷精微,气血来源不足,导致血虚。另外,劳力过度易耗伤气血,久之则气虚血亏;劳心太过,易使阴血暗耗,心血亏虚等,均可导致血虚。

我有一位患者高先生,他是一位药品销售业务员,整天东奔西走,为的就是能多跑几家医院、药店,增加自己的收入,当然免不了各种应酬,吃饭喝酒也是常事,最终引起了血虚,全身无力,在家里休息了好几天。

然而他妻子对此很不理解,说他不务正业,窝在家里啥也不干,和他大吵一架。这不仅影响了家庭的和睦,而且也导致了高先生病情加重。

其实,男人为了支撑起家里的一片天,甚至废寝忘食地工作,又或者拖着疲惫的身体出去应酬各色各样的人,难免出现贫血的情况,血虚随之而来。这时作为妻子一定要起到积极的作用,理解他,体谅他,并找出能调理他身体的好方法。那么,中医对于调理血虚有什么原则呢？

"脾胃为后天之本，气血生化之源"，故在补血时注意补益脾胃，达到健脾生血的目的。脾胃是血液生化之源，饮食有节，脾胃运化功能正常，则血液生成自然源源不断。所以，补血必须先健脾胃，脾胃强健则生化之源不绝。

气可以推动血液的生成和运行，如气的功能减退，化生血液的功能也就减退，又因"气为血之帅，血为气之母"，血虚均伴不同程度的气虚症状，故在补血时不宜单用补血药，应适当配伍补气药，以达到益气生血之效。

我有一个方子，既能补血又能补气，对调养男人血虚，效果很好。制何首乌60克，大枣3~5枚，粳米100克。先将制何首乌煎取浓汁，去渣，加入大枣和粳米煮粥，将熟时，放入红糖适量，再煮一二沸即可。温热服。何首乌忌铁器，煎汤煮粥时需用搪瓷锅。制何首乌具有补血的作用，能够补益精血，养肝安神，而大枣为补气的佳品。粳米是大米的一种，用它煮出来的粥有"世间第一补"之美称，其味甘、性平，能补脾益胃。

你的丈夫有面色苍白，体弱无力，头晕心悸的症状吗？如果有，就要考虑是否是血虚引起的，尽快去医院检查，不能拖延任其发展。一旦确定血虚，就要尽快调理治疗，小病拖成大病就追悔莫及了。

养生，别忘了首先要"养肝"

男性一旦过了"而立之年"，健康状况就开始滑坡。比如身体发福，体力、精力与性功能衰减等。此时，该为健康做点什么呢？一些人首先想到的往往是补肾，事实是这样的吗？回答是否定的。如果这样认为，那么就应了一句俗语："捡了芝麻丢了西瓜。"中医学认为，肾为先天之本，上了年纪、肾偏虚的老年男性适当补肾无可厚非，而中年男子大可不必去凑这个热闹，最需要去做的就是养肝。

肝主疏泄，喜条达，恶抑郁，以通降为顺。肝功能正常与否，和人的消化、血液循环及精神情志等密切相关。如果肝的功能失其常度，人体气血运行便会紊乱，引发消化不良、高血压等诸多疾病。同时，中年男性正处于事业、家庭的"风口浪尖"，心理压力大，精神压抑，容易造成肝气不疏、郁结，从而导致烦躁、易怒、焦虑等诸多心理问题。另外，男性应酬多，嗜烟贪杯，加上肝炎病毒等的肆虐，往往祸及肝，众多肝病就会在暗中盯上你。

西医学则更为看重肝与健康，乃至生命的关系。肝就好比是人体的"化工厂"，三餐吃下的营养物质都要经过它的代谢处理，才能将其转变成具有生物活性的蛋白质、脂类和糖原等，以供给身体器官需要。如果肝出了问题，将累及全身甚至威胁生命。

那么，具体如何保护肝呢？

最直接的方法就是经常锻炼，我这里有一个穴位按摩的方法。

第一步，揉大敦穴。盘腿端坐，赤脚，用左手拇指按压右脚大敦穴（脚大趾甲根部外侧），左旋按压15次，右旋按压15次。然后用右手按压左脚大敦穴，手法同前。

第二步，按太冲穴。盘腿端坐，用左手拇指按右脚太冲穴（脚背第一、二趾骨之间），沿骨缝的间隙按压并前后滑动，做20次。然后用右手按压左脚太冲穴，手法同前。

第三步，揉三阴交穴。盘腿端坐，用左手拇指按压右三阴交穴（内踝尖上 3 寸，胫骨后缘处），左旋按压 15 次，右旋按压 15 次。然后用右手按压左三阴交穴，手法同前。

第四步，推搓两肋法。双手按腋下，顺肋骨间隙推搓至胸前两手接触时返回，来回推搓 30 次。

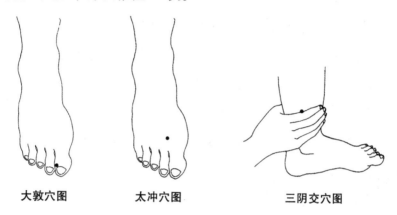

大敦穴图　　　　太冲穴图　　　　三阴交穴图

另外，就是要注意饮食，选对正确的具有护肝功效的食物。如奶、蛋、鱼、瘦肉、豆制品等食品，每日膳食轮换安排，为肝提供足量优质蛋白。适当食用葡萄糖、蔗糖、蜂蜜、果汁等易于消化的单糖与双糖类食物，以增加肝糖原储备。山楂含有熊果酸，能降低动物脂肪在血管壁的沉积，有一定的防止或减轻动脉硬化的作用。如平时吃些鲜山楂，用干山楂泡水喝，或在炖肉时加入山楂，既调味，又能帮助消化。

绿茶清热解毒，消食解腻；菊花平肝明目；玫瑰花疏肝解郁。常饮这类茶水可护肝。枸杞子滋补肝肾、养肝明目，或泡茶，或炖汤，或熬粥皆可。常吃核桃仁、开心果之类的坚果，以疏肝理气、缓解焦虑。另外，要多喝白开水，每天 3 ~ 4 次，每次 500 毫升。白开水可增加循环血量，增进肝细胞活力，有利于代谢废物的排除而收到护肝之效。

　　我就是一个比较注意养肝的人，到现在为止，肝没有跟我较过劲，这都归功于我的坚持锻炼和健康的饮食习惯。大部分男人在没有患上肝病时，对此都会不以为然，因为他们都会抱有侥幸心理，还是该抽抽，该喝喝，等到发病时就晚了。

　　我的一位朋友就是因为平时没有养成良好饮食习惯和生活习惯，平时酒不离口，烟不离手，毫无节制，最终患上了肝硬化。酒精是一种很奇特的分子，既能溶于水，又能溶于油，一旦进入人体便如鱼得水，无处不往，人体全身几乎没有它不能去的地方。首先倒霉的便是肝，因为酒精本身就含有毒性，足以伤害肝。另外，香烟中多种有害物可降低肝细胞的解毒功能。因此，这两种东西还是戒掉为好。

　　另外，要注意休息，保持充足的睡眠。睡眠时人体处于卧位，肝能享受到更多的血液浇灌，加上身体处于休息状态，肝的负担最轻，故高品质的睡眠护肝功效显著。同时，休息能降低体力消耗，减少糖原、蛋白质的分解及乳酸的产生，从而减轻肝的负担。万不可等到劳累感袭来，才想到丢下手中的工作，此时体内的代谢废物——乳酸、二氧化碳等已积累较多，对肝已经造成了伤害。

　　当然，良好的情绪也是养肝护肝的重要一分子。调节情志，化解心中的不良情绪，让自己始终拥有一份好心情，有益于肝的养生保健。如果情绪波动，则可使体内荷尔蒙分泌失去平衡，导致血液循环障碍，影响肝的血液供应，使肝细胞因缺血而死亡。所以，我们平时一定要尽力做到心平气和、乐观开朗，肝气正常生发而常保健康。

　　脏腑养好了，身体自然健康；肝养好了，自然减少肝病的患病率。现在很多人都注重养生，皆缘于此。

得了酒精肝，常喝"当归郁金楂橘饮"

近些年来，随着人民生活水平的提高，人们交际应酬活动的增加，全球酒的消费量猛增，伴随而来，酒精肝的患病率亦显著增加。毫无疑问，在我国，由饮酒所致的酒精肝的患病率亦呈明显上升趋势，已成为男性健康不容忽视的隐形杀手。

酒精肝，全称为酒精性脂肪肝，是酒精性肝病中最早出现、最为常见的病变。酒精肝是由于长期大量饮酒所致的肝损伤性疾病。轻度酒精性脂肪肝多无症状，中、重度酒精性脂肪肝可呈现类似慢性肝炎的表现，如轻度全身不适、倦怠、易疲劳、恶心呕吐、食欲不振、腹胀等。

那引起酒精肝的原因是什么呢？就是过量饮酒。大量乙醛对肝细胞有明显的毒性作用，直接或者间接导致肝细胞变性、坏死及纤维化，严重时可发展为肝硬化。

在多数情况下，人们大量饮酒引起肝病变时，并不知道自己患上了酒精性肝病，等到出现症状如肝区疼痛、全身无力、消化不良、食欲不振、恶心呕吐、腹胀、腹泻等症状，到医院检查肝功能异常，转氨酶、转肽酶升高，这已是酒精性肝炎。若不及时治疗则很容易发展成为酒精性肝纤维化和肝硬化，重则进一步发展为肝癌，危及生命。

所以，别小看酒精肝，对于此病一定要早发现，早治疗，不能让病情继续发展。当然，要想治愈的前提必须戒酒。因为酒精主要靠肝代谢，而如果肝细胞已经受损，对酒精的代谢能力极低，喝酒只会进一步加重病情。

我这里有一个治疗酒精肝的方法，叫作"当归郁金楂橘饮"，当归、郁金各 12 克，山楂、橘饼各 25 克。将它们放在一块，加水 1500 毫升煎煮取汁，分 2~3 次饮服，一日内饮完。

这个方法我曾给很多患有酒精肝的患者推荐过，效果很好，只要能坚持喝半个月，酒精肝的状况一定会改善。当然也有例外，那就是自我控制能力较差的人，酒瘾上来了，就把自己的疾病抛诸脑后。

我记得一个患者陈先生，他觉得自己全身无力、食欲不振，来医院检查后发现患上了酒精性脂肪肝，来找我咨询治疗的方法，我就给他说了这个"当归郁金楂橘饮"。可他过了一个月后来复查，发现病情没有改善反而加重了，发展成酒精性肝炎了。

经过询问才知道，他不仅没有戒酒，反而因为"有药在手"而变本加厉，喝得比以前更厉害了。所以，一定要记住，药物只是辅助治疗，关键还在于自己。

当归性温、味甘，归肝经，有补血活血的功效。郁金疏肝活血行气，对肝细胞有明显的修复作用，能使受损的肝细胞线粒体和粗面内质网恢复正常。山楂活血消积，所含有一种叫作解脂酶的物质，经常食用，不仅可促进脂质代谢，而且还可起到一定的降压、降胆固醇的作用，这对脂肪肝的保健及治疗亦是十分有利的。橘饼从药理上讲，具有温中、助阳、散寒等作用，适合酒精肝的患者食用。

现代人生活节奏快，工作压力大，加上环境污染等因素，极易

出现免疫力下降、疲劳等亚健康状态。人们也深知保持身体健康的
重要性，毕竟身体是事业的基础，一旦失去了健康，就会失去工作、
失去职位、失去朋友，给自己和家庭带来痛苦。所以一定要养成良
好的生活习惯，治疗酒精肝。在服用"当归郁金楂橘饮"的同时，
少喝酒、避免熬夜、注意饮食均衡、放松心情尤为重要。

肝火头痛，煮金银花、茵陈代茶饮

　　头痛经常出现在大家的生活里，每当头痛发作，整个人就会烦
躁不安、注意力无法集中，给工作和学习带来很大不便。然而，头
痛似乎已经成为常见疾病，很多人都漠视自己的头痛症状，甚至长
期头痛都不上心，认为不是什么大毛病。殊不知，头痛，极有可能
是某些其他疾病的症状，如不及早注意，及时治疗，一旦恶化，后
悔莫及。

　　引起头痛的常见原因之一，就是肝火亢逆，肝出了问题。"肝体
阴而用阳"，肝阴血不足，肝体不足，肝阳偏亢有余，肝火即循经逆
乱上扰头目，从而导致头胀痛、眩晕等。"气有余便是火"，肝气郁
滞极易化火，火性上炎，造成头部阴阳气血逆乱，从而亦会引发头
目胀。

　　肝火上逆所致的头痛最容易出现在春季。春季气候开始转暖，
万物生发向上，阳气升发。此时草木发芽，人体各个器官也从冬天
"懒散"的状态中苏醒过来。立春后，人体肝中的阳气，亦要顺应自

然界阳气的升发,向上发越。春季干燥多风,加上春季人体活动增加出汗量,以及饮食辛辣、熬夜等因素,极易导致人体阴津耗伤。这令人体很难保持肝的阴阳平衡,肝阴虚,肝阳偏亢,则出现肝火亢逆现象。

在工作中,"一年之计在于春",春天往往是很多单位最繁忙的时候。工作压力变大,久坐对着电脑、熬夜加班、睡眠不足、过度劳累都会损伤身体,使肝阴耗伤;同时心情郁闷、恼怒急躁,也会引发肝气郁结。最终形成肝火亢逆,引发头痛、头胀、头晕。

老张是一所中学的副校长,4 月份来找我看病,说自己头痛,特别是晚上尤为严重。在社区的诊所开了点药,吃了也不见好转,总是靠吃一些"头疼粉"来缓解头痛。

经过一番检查,我发现他这头痛是肝火过旺导致肝火亢逆引起的,吃普通的止痛药只能是治标不治本,等药效一过,头痛就又会复发。他身为一个学校副校长,一个学期刚开始,事情比较多,长时间的耗费精力,加上晚上加班,难免会出现肝火亢逆的情况,治起来还得是以平肝降火为主。

我给他推荐了一个祛肝火的方法,取金银花 15 克、茵陈 15 克,加入适量的水浸泡半小时后煮半小时,然后代茶饮,同时可用蜂蜜调味。他坚持喝了半个月后,头痛的症状大为好转。

金银花自古被誉为清热解毒的良药,性甘寒,气芳香,清肝热而不伤胃,芳香透达又可祛邪。茵陈有护肝利胆、清热的功效,可以用于治疗各种肝病,而且还可以进一步提升人体的免疫力,益气养身。蜂蜜对肝有保护作用,能为肝的代谢活动提供能量准备,能刺激肝组织再生,起到修复损伤的作用。同时它还可以缓解神经紧张,促进睡眠,并有一定的止痛作用。

将这几种中药放在一起煮制而成的茶水，能够平肝降火。肝火亢逆引起的头痛，就像是体内一团熊熊大火烧到了脑袋上，而这个方法就像是一个"灭火器"。几味中药的作用相互补充，在止痛的同时彻底消灭疼痛的根源，是治疗肝火旺引发头痛的首选。

男人"大动肝火"可不是好事，头痛起来不仅降低工作效率，还让身体受罪。要避免肝火头痛的发生，首先注重精神上的调适，不要发脾气或过度急躁，也不要过度追求完美。要学会在紧张忙碌的同时注意休息，尽量保持宁静淡泊的心境。

"三高"是祸根，"三高"指标是健康的"红绿灯"

蔡先生是我早年接诊过的一位患者，不久前他刚刚过世。我之所以想把他的故事讲给大家听，是因为在蔡先生的身上我们能发现很多共性的问题。

蔡先生生于 1960 年，去世时才 54 岁，祖籍在南阳镇平，是改革开放后较早走出家乡外出谋生的农民之一。早年经过艰苦创业，蔡先生逐渐在大城市安家落户，自己还开了几家饭店，当上了大老板。蔡先生是过过苦日子的人，所以对于好酒好肉，他从来都是有福就享。不过嘴上贪福，身上受累，没多久他便也踏进了"三高"这一疾病大户的行列。

虽然知道自己被"三高"缠身，但是男人天生不会怜惜自己的身体，医生开的药也不认真遵医嘱吃，提的建议也是左耳朵进、右耳朵出。就在出事的前一周，我还严厉告诫他血压一定要控制住，不然会出大事情。结果他不听劝告，连续两天和朋友吃饭、唱歌，结果在睡梦中突发脑出血，再也没有醒过来。

现在人们的生活条件好了，以前的咸菜、馍馍换成了大鱼大肉，病从口入，随着高脂、高糖、高热量食物逐渐被摆上餐桌，人们的血脂、血糖、血压也在逐渐升高。目前，"三高"患者越来越趋向低龄化，很多三四十岁的男性朋友都早早患上了高血压或是糖尿病。但是，三四十岁正是男人们事业有成，心高气傲的年纪，个个都以为自己是太上老君丹炉里烧不死的孙悟空，从不关心自己的身体是否健康，以为自己年轻，来日方长，结果最后还是逃不出如来佛祖的手掌心。

所以，我常对患有高血压、高血脂、高血糖的朋友一而再、再而三地强调，"三高"就是男人的祸根，祸根不除，早晚会生变，杀人于无形之中。

"三高症"是高血压、高血糖和高脂血症的总称，之所以大家喜欢把它们合在一块说，是因为它们三者间的关系密切，相互影响，常常是一荣俱荣，一损俱损。例如，糖尿病患者很容易同时患上高血压或高脂血症，而高血脂又是动脉硬化形成和发展的主要因素，动脉硬化患者血管弹性差也会使血压升高。所以只要出现这三种疾患中的任何一种，后期都易形成"三高症"。

"三高"疾病其实属于慢性非传染病范畴，正所谓软刀子杀人，兵不血刃，"三高症"之所以令人生畏，并不因为它们本身有多么可怕，而是会诱发很多其他致命性疾病，对人体的肝、脑、肾、血管等脏器造成不同程度的影响。

首先，"三高"问题引起最普遍的疾病就是心脑血管疾病。心脑血管疾病已成为人类健康的头号杀手。目前，我国心脑血管疾病患者已经超过2.7亿人，每年死于心脑血管疾病的人近300万。而这一切的始作俑者就是"三高症"。人的血管是中空的管腔，每天通过心脏搏动输送血液。如果血脂过多，血液就会变稠，在血管壁上沉积逐渐形成小斑块，这就是我们常说的"动脉粥样硬化"。血液越来越稠就会造成交通堵塞，再加上人的血压升高，血管壁压力增强，最终导致血管破裂。这种情况如果出现在心脏，就引起冠心病。如果出现在脑，就会出现脑出血。

此外，高血脂、高血压与高血糖是威胁糖尿病患者健康与生命的主要危险因素。糖尿病患者如果同时患有高血压和高血脂，则更容易引起脑卒中、冠心病、肢体坏死、眼底病变、肾脏病变、神经病变等并发症的出现，而这些糖尿病的远期并发症是造成糖尿病患者残疾或过早死亡的主要原因。

当然，这些都是大家所能看见的，"三高"的危害还有很多看不见的。比如对肾功能和肝功能的慢性改变等，是引起肾病和肝病的直接原因。在我们医院的肾移植科住着很多尿毒症患者，其中很多都是因为"三高症"而引起慢性肾炎，最后慢慢发展为尿毒症的，非常令人痛心。所以说，"三高"问题大家一定要重视起来，男人们要把它当成和赚钱一样重要的头等大事来抓，毕竟好身体才是革命的本钱。

其实，大家大可不必把"三高症"看作是身体的累赘，在我看来"三高"问题恰恰是我们身体健康的指路明灯。

大家知道，"三高症"包含着人体的三个指标：血压、血脂和血糖。血压指血管内的血液对于单位面积血管壁的侧压力，人体的循环器官包括心脏、血管和淋巴系统，它们之间相互连接，构成一个基本上封闭的"管道系统"。人体的心脏就像是一个水泵，它日夜不停地、有节律地搏动着输送血液。而通过血压指标我们正好可以了解到心脏的工作状态。如果血压超出正常范围，那就说明人体心脏这台机器要出问题了。

血脂是血浆中的中性脂肪（三酰甘油和胆固醇）和类脂（磷脂、糖脂、固醇、类固醇）的总称，它们是生命细胞的基础代谢必需物质。简单来说，血脂的指标反映的是血液的黏稠度。血中三酰甘油浓度升高时，大颗粒的脂蛋白和极低密度脂蛋白增多，就会造成血液流动时的摩擦力和阻力增加。这样就容易引起动脉粥样硬化，诱发冠心病、脑梗死等。通过观察血脂指标，我们能及时了解身体血液的质量状况，如果指标太高，就要及时降脂。

血糖是对血液中所含的糖的称呼。如果血糖过高可引起微血管病变，使患者的微循环有不同程度的异常，主要表现在视网膜、肾、心肌、神经组织及足趾，使患者身受病痛折磨。而如果我们对身体血糖变化了如指掌，就可以及时做出反应，给予控制和治疗。

因此，"三高"指标是身体状况反射出来的信号，就像是我们健康路上的"红绿灯"。如果指标在正常范围内，则说明是绿灯，提示我们可以正常行驶，继续保持良好的生活习惯。如果是黄灯，则提示我们的身体出现了不好的征兆，需要细心留意，做一个系统检查。而红灯则是危险，警告我们的身体处在垮掉的边缘，要赶紧就医，配合治疗。

有时候我们换个角度看问题，就会多一份明智，所以说"三高症"对我们来说并不是一件坏事，只要我们心理上重视，行动上遵照医生的建议好好接受治疗，时刻监测，随时控制血糖、血压、血脂的数值，我们在人生的旅途上就会驶得更远。

下面附上血糖、血压、血脂的正常数值。因为现实中每个人的体质情况不太一样，所以此数据仅供参考，不作为诊断和临床的依据。

血糖正常值：空腹 3.9 ~ 6.1 毫摩/升，餐后 2 小时 7 ~ 11.1 毫摩/升。

血压正常值：收缩压应小于或等于 140 毫米汞柱（18.6 千帕），舒张压小于或等于 90 毫米汞柱（12 千帕）。

血脂正常值：胆固醇 0 ~ 5.17 毫摩/升，三酰甘油 0.2 ~ 1.7 毫摩/升，高密度脂蛋白 0.8 ~ 1.7 毫摩/升，低密度脂蛋白 2 ~ 3.6 毫摩/升。

肥胖是滋生"三高"的温床

中医有句古话："若要身体安，三分饥与寒。"不要以为这句话是无稽之谈，它可是被西医学论证过的健康名言。

美国科学家为了证明这句话的准确性专门做了一组实验。研究人员将 200 只猴子分成两组，A 组的猴子顿顿"好酒好肉"招待，每天都吃得饱饱的。B 组的猴子命就没那么好了，饲养员每日定量供应，每次都只给七八成饱的食物。10 年后，A 组的 100 只猴子死了 50 只，剩下的还个个粗壮笨重，肚大腰圆，患有脂肪肝、高血压、动脉硬化、糖尿病等诸多疾病。而 B 组的猴子，10 年中只有 12 只猴子意外死亡，剩下的体格都非常健硕。

可见，人的寿命是从嘴里省出来的，要想身体健康，就不能让自己胖起来。肥胖可以说是一切疾病的开始，是滋生"三高"的温床。根据多年来的临床观察，我发现一半以上的"三高"患者都伴随着不同程度的肥胖，"三高"、肥胖是引发代谢综合征的重要因素。

对人们来说，肥胖最先带来的是血脂的变化。人的血液内有一种物质叫游离脂肪酸，它是中性脂肪分解成的能量物质，就像是机体的"备用电池"，当人在运动后或饥饿状态下，体内的糖类所提供的能量不足以发动人体这台大机器时，身体就开始调用游离脂肪酸为其提供能量，进而血液中的游离脂肪酸就会下降。不过肥胖的人就用不着这块"备用电池"，因为他们平时摄取的脂肪能量已经完全够用了。但对于机体来说，你不用它并不是一件好事，随着游离脂肪酸在血液中的含量越来越高，血液的密度就会越来越大，自然就变得又稠又浓。

血脂变稠后，接下来就会引起血压升高。血液越来越浓稠，血流在血管内流动的阻力就会变大，导致原有的血压值水平已不能正常供给头部及末梢循环。这时心脏就得必须努力工作，增加心排血量，才能保持血液继续流动以保证外周组织的血液供应。但心脏超负荷工作的代价就是血压升高。

我上个月接诊了一位高血压患者，他的体重是 90 千克，高压 160 毫米汞柱，一直降不下去。于是，我对他说，只要他能减下去 5 千克，血压就能跟着降低 20～30 毫米汞柱。后来他经过 1 个多月的锻炼体重降到 86.5 千克，再一测血压，血压降到了 145 毫米汞柱。

所以，有西方医学家提出对于肥胖高血压患者，只要连续两周每天减少 1.339 千焦耳的热量，血压就可回归正常。这虽然有点夸大，但减轻体重是降低高血压和高血脂的首要、基本手段之一，不然你就要终身靠药物控制。

同时，肥胖与血糖异常的关系也非常密切。胰岛素是由人体胰腺的胰岛 B 细胞分泌的降血糖激素，是维持人体葡萄糖代谢的重要物质，也是身体中唯一的降低血糖的激素，患有糖尿病的患者都需要定期打胰岛素。我们亚洲人多以腹部肥胖为主，这种肥胖会导致机体对体内胰岛素敏感下降，胰岛 B 细胞需超负荷工作，才能分泌更多的胰岛素使人体血糖保持在正常水平。

腹型肥胖者体内的胰岛素并不缺乏，主要是存在胰岛素抵抗的状况，不能像正常人那样发挥应有的作用而已，这其实也为我们通过减肥而降低血糖提供了理论依据，只要重新唤醒自身的胰岛素，就可以很好降低血糖。

正如我的一个患者小刘，前几年小刘因为业务忙，应酬多，再加上年轻，小伙子胃口好、饭量大，刚参加工作三年就步入了胖人的行列。后来因为视物不清来找我看病，一做检查发现血糖严重偏高，空腹血糖 7.1 毫摩/升，餐后 2 小时血糖 15.6 毫摩/升，三酰甘油 2.85 毫摩/升。是因为血糖太高导致视网膜发生病变。我告诉他，他的血糖如果不加控制，其他糖尿病的并发症也会陆续出现。

他自然知道糖尿病的严重程度，连忙向我请教降低血糖的办法，我对他说，如果他能把体重降到 75 千克，血糖自然就会恢复正常。他听了我的建议，每天增强锻炼，减少进食量，就算陪客户吃饭，也吃清淡的食物。半年后，他的体重指数终于回到了正常范围，现在已停用了降糖药，血糖、血脂、血压一直保持在正常水平。

很多男人都会开车，而且都清楚同排量的轿车，哪辆车载的货物多，哪辆车的油耗就高的道理。我们的身体就像是一辆行驶的汽车，谁的体重超载，谁的"三高"指标就攀升。所以要想远离"三高症"，就要做到吃饭只吃七八成饱，决不让饭菜占着肚子。

酒是穿肠毒药，肉是惹祸根苗

酒是穿肠毒药，肉是惹祸根苗，不健康的饮食结构是造成高血压、高血糖及高血脂高发的主要原因。大量调查结果表明，饮酒、吸烟、多盐、高脂是"三高"问题产生的"四大毒虫"，是男人的"新四害"。

男人有一个共同的爱好就是喝酒。朋友相聚、工作不顺心，不论心情高兴还是不高兴都需要酒的陪伴。中国也有浓厚的酒文化，好像什么事情离开酒，就谈不成。可是大家发现没有，很多脑出血患者或是心肌梗死患者都是在酒后熟睡中发生的，为什么？

从医学角度上解释，是因为酒精被人体吸收后会减弱血管的弹性，降低血液循环的速度，从而使血压升高。同时，酒精对中枢神经系统的呼吸中枢有抑制作用，从而使入睡后呼吸出现紊乱。研究显示，酒后入睡的人呼吸停止10秒以上的次数是110次，而未喝酒的人不超过20次。正是血压升高和呼吸紊乱这两个因素容易使硬化的心脑血管发生破裂，导致出血。

而且人们在喝酒时常常伴随着暴饮暴食、大喜大悲，容易触发阿-斯综合征的按钮，心排血量急剧减少，出现急性脑缺血，最终导致昏厥和抽搐。有一位患者，30多岁，参加一个朋友的婚宴连喝了两天的白酒，连打两晚麻将，结果突然感觉憋闷不适，倒地不起，去医院抢救过来后心电图出现急性心肌缺血改变。所以说，当妻子劝你少喝酒的时候，千万不要以"喝酒有益健康"作幌子。在我看来，酒这个东西是弊大于利，宁可舍小利，不要谋大弊，酒杯虽小"淹死"的人可并不少。

抽烟对肺的影响是众所周知的。不过大家可能不知道，香烟中的有害物质被血液吸收后也会引发心血管疾病。烟雾中的尼古丁和一氧化碳会造成血管内皮缺氧性损伤，激活凝血因子，使血小板聚集增强，血管平滑肌细胞增生，血管紧张性增加，这些都是动脉粥样硬化的形成条件。统计资料表明，冠心病和高血压病患者中75%的人有吸烟史，吸烟者冠心病发病率较不吸烟者高 3.5 倍，心肌梗死发病率吸烟者较不吸烟者高 2~6 倍。

再者，男人口味都比较重，摄盐量比较高。多盐饮食和高血压存在密切的联系。研究表明，盐的摄入量与血压呈正比，人体摄取盐量越多，血压水平就越高，日均摄盐量每增加 1 克，平均血压就会上升 2 毫米汞柱。盐的成分是氯化钠，钠离子在体内可以导致水的潴留，水钠过多留在血管内，自然会导致血管内的压力上升。

日本是"高血压王国"，高血压和脑卒中发病率明显高于世界平均水平，原因就是日本人经常吃海产品，摄盐量很高，如日本北部平均每人每天摄取盐量就高达 30 克（正常摄盐量为 6 克）。而我国高血压也有北高南低之势，这和南北方膳食结构中食盐的摄取量差异有很大关系。

我本人早年前有爱吃咸菜的习惯，不但经常去市场买，还自己动手在家腌制，每天早上都要吃上一小碟，久而久之血压就上去了。当时我就自责，自己天天在门诊上劝患者清淡饮食，而自己口味这么重，怎么能为旁人做表率？于是我便把吃咸菜的习惯给戒了，还给爱人规定了每日炒菜的用盐量，不能超过 6 克，没多久血压便回归正常了。

男人四害的最后一害也和饮食习惯有关——高脂饮食。为什么大家都称"三高症"为"富贵病"？就是因为这个病是大鱼大肉吃出来的。现代社会，物质水平提高了，肉类食物供应充足，而且价格便宜，男人作为家庭的主要劳动力，自然是好酒好肉地养着。但是大家似乎忘了，现在社会知识型劳动已经逐渐取代了体力型劳动，也就是说男人们运动量减少了，根本不需要太多的食物热量供应，在大量脂肪的供养下，社会上的胖人越来越多。

中医在很早以前就注意到经常吃肉的王公贵族容易生病。《素问·生气通天论》说"膏粱之变，足生大疔"。膏粱就是富含油脂、味道厚腻的肥肉和精米，而"足生大疔"则包含了现代的糖尿病坏疽。

现在很多人都爱吃油炸食品，包括小孩子，食物经过高温油炸后香气诱人，爽脆可口，但是也让食物包裹了厚厚的一层油脂。大家试想一下，油脂在常温状态下是什么形态，又黏又稠像糖稀一样，虽然经过高温溶化后变成液体，但进入体内后它又回归成固态，难以消化，加重身体脏器负担，而且溶在血液里就会增加血液黏稠度，造成动脉粥样硬化。所以人要想活得好，就不能吃太好，嘴上享福身上就会受累。

新中国成立初期，国家为了提高人民健康水平发动了"除四害"运动，消灭老鼠、蟑螂、苍蝇、蚊子这些传染病媒介。但是进入 21 世纪后，国人疾病谱由原来的传染病转变为慢性非传染病，社会上出现了许多富贵病，我看咱们现在很有必要重新发动一场"除四害"

运动，彻底消灭"饮酒、吸烟、多盐、高脂"这几个影响男人健康的新"四害"。

用好这几个穴位，轻松控制血压

秦先生前一段时间因为头晕、胸闷，去医院体检，结果检查出了高血压。高压 180 毫米汞柱，低压 120 毫米汞柱。医生为他开了硝苯地平、美托洛尔，他吃了一段时间血压确实降下来了，但是降压药所引起的副作用也接踵而来。吃了一段时间降压药，阳痿出现了，严重影响到夫妻性生活的和谐。

秦先生说自己没吃药之前性功能正常，但吃药后性欲降低，阴茎勃起疲软。我告诉他每个人对药物的耐受力不同，部分人服药后确实会出现抑制性功能的副作用。不过，控制高血压不能把希望全部寄托在降压药上，鸡蛋还不装在同一个篮子里呢，服药的同时我们还可以选择其他一些辅助手段，这样药物对身体产生的影响就会降低很多。

其实，人体许多穴位是具有降压功效的，通过按摩一些特定穴位，可以起到改善血压的作用。随后，我向秦先生推荐了几个降压穴位，并教了他相关的中医按摩手法。

太阳穴：以双手大拇指按揉太阳穴，顺时针旋转一周为 1 拍，共做 32 拍。太阳穴位于耳部前面、前额两侧、外眼角延长线上方。按摩太阳穴可以给大脑以良性刺激，解除疲劳、振奋精神、止痛醒脑，并且能继续保持注意力集中。

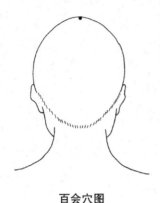

百会穴图

百会穴：用手掌紧贴百会穴旋转，一周为 1 拍，共做 32 拍。百会穴是人体头部的重要穴位之一，位于头顶正中央，是人体百脉交汇之所。中医讲"百脉之会，百病所主"，按摩百会穴可以治疗多种疾病，包括降血压、宁神清脑。

风池穴：用双手拇指按揉风池穴，顺时针旋转，一周为 1 拍，共做 32 拍。风池穴位于头额后面大筋的两旁与耳垂平行处。"风为阳邪，其性轻扬，头顶之上，惟风可到"。高血压病属于中医学的眩晕范畴。眩晕的致病之邪为风邪，"风主动摇"，按摩风池穴对改善高血压、眩晕、头痛有不错的效果。

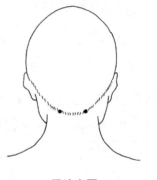

风池穴图

曲池穴：按揉肘关节处曲池穴，先用右手再换左手，旋转一周为 1 拍，共做 32 拍。找到此穴并不困难，患者曲肘，横纹尽处，即肱骨外上髁内缘凹陷处就是曲池穴。曲池穴具有疏风解表、清热止痛作用，按摩此穴可清热降压。

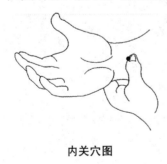

内关穴图

内关穴：用大拇指按揉内关穴，先揉左手后揉右手，顺时针方向按揉一周为 1 拍，共 32 拍。内关穴位于腕臂内侧，掌长肌腱与桡侧腕屈肌腱之间，腕横纹上 2 寸处。在腕横纹上面两横指，我们稍微用点力，有两个大筋，在两个大筋之间就是内关穴，也非常好找。按摩此穴可舒心开胸，起到保护心脏的作用。

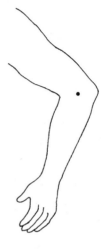

秦先生听了我的建议，每天坚持按摩这几个穴位，慢慢地西药的服用量就逐渐减少了。

我们生病，除了医生开的药物，我们的身体其实也是个药品箱，两类药物结合使用效果才更好。生活中如果我们能用好这几个穴位，就能轻松控制血压，还能比别人少吃药，少受罪。

曲池穴图

每天一杯降压茶，方便有效少吃药

良药苦口，药是苦的，小孩子自然不喜欢吃，可是很多大男人也不爱吃药。其实，男人不爱吃药并不是怕苦，是因为一吃药就证明自己病了，心理上比较排斥吃药行为。

周女士向我抱怨自己的丈夫经常忘记吃药，每次上班前她都把一天的药分好装进药盒里，可晚上回到家一查看，要么他是早上的忘记吃，要么是中午的忘记吃。

我告诉她，粗心大意是男人的通病，心里装的全是工作、责任，自然不会时时惦记几粒药片。现在看病都讲究从患者的角度看问题，既然他们嫌吃西药麻烦，那我们不如选一个既方便又有效，他们愿意接受的治疗方法。

我告诉周女士，西药并不是降低血压的唯一办法，中医上很多单方对降低血压也有不错的疗效，如果中西医结合用药，那西药不就可以少吃或者不吃了吗？

我向周女士推荐的是杜仲茶。杜仲是中医传统药材，能入肝补肾，益精气，坚筋骨，安神志。医学研究证明，杜仲除传统的医疗功效外，还有双向调节血压的作用，可降低高血压患者的血压，预防正常人血压升高，改善高血压患者头晕、失眠症状。另外，杜仲可促进睡眠，降低人体胆固醇含量，降低血脂，预防心脑血管疾病。

人可以不吃药，但不能不喝茶。我让周女士去药店买一些杜仲，然后把它作为茶叶为丈夫泡茶喝，这样丈夫从心理上就容易接受了。果真，丈夫得知杜仲泡茶也有降低血压的功效后，不但在家里喝，还带到单位饮用，完全代替了茶叶。有了杜仲茶，他的服药量降低了不少，从原先的一天两次慢慢变成了两天1次，效果很好。

其实类似于杜仲的单味茶饮方还有很多。

桑寄生茶：取桑寄生干品15克，煎煮15分钟后饮用，每天早晚各1次。

何首乌茶：取制何首乌20～30克，加水煎煮30分钟后，待温凉后当茶饮用，每日1剂。

山楂茶：山楂所含的成分可以助消化、扩张血管、降低血糖、降低血压。选用嫩山楂果1～2枚泡茶饮用，对于治疗高血压具有明显的辅助疗效。

荷叶茶：荷叶的浸剂和煎剂具有扩张血管、清热解暑及降血压的功效。用鲜荷叶半张，洗净、切碎，加适量的水，煮沸放凉后即可代茶饮用。

决明子茶：每天数次用 15～20 克决明子泡水代茶饮用，对治疗高血压，缓解高血压引起的头晕目眩、视物不清等症状效果很好。

莲子心茶：莲子心是指莲子中间青绿色的胚芽，味道虽然苦了点，但却具有极好的降压去脂之效。用莲子心 12 克，开水冲泡后代茶饮用，每天早晚各饮 1 次，除了能降低血压外，还有清热安神的功效。

葛根茶：葛根具有改善脑部血液循环之效，对因高血压引起的头痛、眩晕、耳鸣及腰酸腿痛等症状有较好的缓解功效。将葛根洗净，切成薄片，每天 30 克，加水煮沸后当茶饮用效果不错。

槐花茶：将槐树生长的花蕾摘下晾干后，用开水浸泡后当茶饮用，每天饮用数次，对高血压患者具有独特的治疗效果。

这些单味茶饮方都是几千年中医积累下来的智慧结晶，效果很好，每次多喝 1 杯茶就能少吃 1 粒药，大家何乐而不为呢！

高血脂患者的健康菜谱

患了高血脂，很多人不敢吃，不会吃，饮食稍不注意，血脂就出现反弹。我在出门诊的时候，很多人让我为他们制订一个饮食标准，但是每个人的具体情况不一样，我只告诉他们日常饮食要遵循"三高五低"的原则。

"三高"即多吃高新鲜度、高纤维素、高蛋白质食物。每天吃的食物首先要保证新鲜，不要吃隔夜饭、冷饭、腐败的食材；高纤维素食物体积大、热量小，进食后充填胃腔，需要较长时间来消化，从而延长了胃排空的时间，无形中使人减少了摄入食物中的热量比值。同时纤维素在肠内会吸收脂肪而随之排出体外，有助于减少脂肪积聚。蛋白质是构成人体的重要物质，身体中各种组织肌肉、骨骼、皮肤、神经等都需要蛋白质补充，所以高血脂患者不能因噎废食，每日仍然需要摄入总量为体重0.8%的蛋白质。高蛋白食物可以是动物性的，也可以是植物性的，但是因为动物性食物含有高脂肪和高胆固醇，不易被人体吸收，且易增高血脂，所以大家应选择植物性高蛋白食物，如花生、黄豆、豆腐皮等。

"五低"指低糖、低盐、低脂肪、低胆固醇、低刺激性。如蔗糖、果糖等可使血清三酰甘油含量增高，摄入过量的糖极易在肝中转化为三酰甘油而堆积起来，最终形成脂肪肝；高盐、高脂、高胆固醇都是肥胖症、高血脂、冠心病的罪魁祸首，所以饮食要低盐、低脂肪、低胆固醇。低盐是指每天摄入盐量一般控制在5克以下；低脂是指脂肪摄取总量不超过膳食总热量的15%～30%，低胆固醇是指胆固醇的摄取量每天不超过300克。很多男人喜欢吃动物肝脏，如鸡肝、猪肝等，动物内脏是含胆固醇较高的食物之一，所以要避而远之。低刺激性是指少吃或不吃辛辣刺激的食物。

此外，卫生部心血管病防治研究中心组织全国几十位专家经过数年研究，编写完成了《中国成人血脂异常防治指南》，其中就给高血脂患者进食定了一条红线：每天吃不超过75克肉类，一周吃3～4个鸡蛋，每天不超过20克、大约2平勺食用油，男性每天谷类摄取量不超过500克，女性不超过400克。

高血脂丈夫饮食禁忌太多，妻子做饭就绊手绊脚，不知如何下手，我倒是建议早餐以粥为主，午餐以肉类、高蛋白食物为主，晚餐以蔬菜汤为主，而且在准备食物的时候加一点具有降血脂功效的中药会还会起到事半功倍的效果，比如葛根、苦瓜、玉米须、菊花、山楂、何首乌、荷叶、决明子等等。

总地来说，高血脂患者要想过得好，就不能吃太好。这就像我们包饺子，饺子馅太满、太多，饺子皮就撑得越薄，下锅时容易煮烂。人的血液就是饺子馅，血管就是饺子皮，所以饮食上，粗茶淡饭，饱即休，不要追求口舌之欲，吃饭七八分饱，不要撑着，才是最理想的饮食状态。

运动是最好的"降脂药"

有对夫妇找我看病。男士患有高血脂，他们向我咨询什么是最好的降脂药。因为男士说他平常吃的常规药物似乎不起作用，血脂依旧"稳如泰山"。

我告诉他是"运动"，运动是最好的降脂药。人体血脂高大多是因为太胖，身上脂肪太多，运动锻炼不但能降血脂，还能减体重，没有副作用不说，还不会反弹。

但是，我话刚说出口，他妻子就摇摇头说："不行不行，我老公天天忙得要死，根本没有时间锻炼。"

她说的其实不无道理，大家虽然都知道锻炼的好处，但很少有人去具体实践。平时工作把男人的时间安排得满满当当，就拿我来说吧，早上七点半走进医院，晚上十来点才能回家休息，累都累死了，哪有时间去锻炼。

不过话说回来了，锻炼的方式有很多种，我们不能像老头老太太们悠闲地早上打打太极拳，晚上跳跳广场舞，但是睡觉前在家里花上半个小时做一些经过提炼后的惊喜运动，我想大家还是可以做到的。

于是，我对这对夫妇说："我教你们一套锻炼方法，操作很简单，也不费时间，最多半个小时。通过运动加用药，我想肯定能让常规治疗如虎添翼。"

具体锻炼方式分 3 个动作。

首先调节呼吸，患者取平卧位，将膝屈成 90°，一手置于胸部，一手置于腹部。集中思想，吸气时挺胸收腹，呼气时缩胸凸肚，且尽量深呼吸，但不要过度。呼吸频率保持自然速度，做 10 分钟左右。

然后做转体运动，双足开立，与肩同宽，双手叉腰，上体向左转动至最大限度，还原。依这种方法再向右转动至最大限度，还原。连续转体 20 ~ 40 回。

最后原地高抬腿。双足并立，两臂下垂，掌心紧贴同侧大腿外侧面，先将左脚高抬至尽量高位，下踩；再将右脚高抬至尽量高位，交叉连续抬 20 次，做 3 ~ 5 组。

这几个动作非常方便，也不占用时间，同时放松身体和内心，消耗了一天积累的脂肪，还赶走了一天积累的压力。该男子虽然回到家已经很累了，但是为了能少吃点降脂药，他还是蛮有毅力地每天抽出了半个小时做这 3 个动作，一直坚持了 3 个月，血脂果然降到了正常水平。后来，在我的建议下逐渐减少降脂药服用量，现在他已经完全不用吃降脂药了。

运动能够降低脂肪，运动过程中肌肉收缩能刺激肌肉中消除脂肪的酶，使其活性增高，加速脂肪的分解。同时，运动还能加快心脏搏动，增强血液循环，促进脂肪能量代谢。特别是在进食 1~2 个小时后做一些适当的运动，可使血液中的脂肪在未沉积于血管之前就能被排出。

所以说，男人不管多忙、多累，每天抽出半个小时运动是十分必要的。此外，想通过运动降脂，千万不能三天打鱼，两天晒网，要长期坚持才能起到效果。据科学研究表明，如果想较为全面地改善血脂状况，就需要坚持锻炼 4~6 个月或以上。

中药降脂饮，既方便又有效

高血脂的发病是一个慢性过程。轻度高血脂，患者通常不会感觉到身体有任何不适，但是没有症状表现不等于没有高血脂。现在很多朋友平常身体不痛不痒，去医院一检查，总胆固醇、三酰甘油、高密度脂蛋白胆固醇这些指标就像坐火箭一样，高得吓人。

小李今年来医院体检，其他检查都显示正常，就是血脂指标有点高。小李想着自己身体没有什么不舒服，只要不影响到吃喝拉撒，血脂高点也无所谓，可能过一段自己又降下去了。

我告诉他，毒蛇不在粗细，坏人不在高矮，血脂指标是身体健康的红绿灯，反映的是血液的黏稠度。沙粒虽小却能淤堵致黄河决堤泛滥，血脂的问题千万不能忽视，不然等血管决堤就会导致冠心病、脑出血。

患了高血脂，男人最怕的就是吃降脂药，需要天天吃，时时控，但是男人工作上需要处理的事情太多，吃药这件"小事"就变得可有可无。

不过，凡事往前赶，处理起来就方便得多。我向小李推荐了一个中医降脂饮，以茶代药，既方便又有效。选枸杞子10克，何首乌15克，决明子15克，山楂15克，丹参20克。文火水煎，然后将药汁储在保温瓶中，作茶频饮。

中医认为，血脂高是由于气滞血瘀，枸杞子滋阴补气，现代研究证实枸杞子具有降低血糖、抗脂肪肝作用，并能抗动脉粥样硬化。因此对糖尿病、血脂异常症、动脉硬化等都有一定的治疗作用。何首乌滋补精血，中医有一治法叫"增液行舟"，血液太稠就像无水行舟，气滞血瘀，而通过滋补精血，为血液补水就能重新推动血液流动。

决明子降脂明目，临床实验证明，决明子不仅能降低总胆固醇含量，还能阻止动脉粥样硬化斑块形成，常喝决明子茶能降血压、降血脂、减少胆固醇，对于防治冠状动脉粥样硬化性心脏病（冠心病）、高血压都有不错的疗效。山楂味酸、性温，气血并走，化瘀而不伤新血，行滞气而不伤正气。近年来，山楂在降血脂、降血压、抗脑出血及其作用机制方面的研究均取得了重大进展。丹参活血调经，能扩张冠状动脉，增加心排血量，扩张外周血管，使血流增加，降低血脂。

这五味药各有各的好处，就像是人体血管的"清道夫"，把血管里的杂物、垃圾全部清扫出去，这样血液流动才能畅通无阻。小李按这个方法喝了两周，再来医院检查血脂，血脂已经正常了。

人的血管就像是黄河，古时候黄河水患严重，每年都要决堤，原因就在于河水中的泥沙不断积累最终淤堵了黄河。而血脂就是我们血液中的泥沙，沙粒虽小却能聚集成丘，要想避免水患、避免疾病的出现，最明智的做法就是定期给血管清清瘀，给身体降降脂。

家有糖尿病患者，妻子如何护理

赵女士最近很郁闷。患有糖尿病的丈夫刚出院没几天，**血糖就**又噌噌地窜回到了住院前的水平。赵女士说，自己回家后对丈夫照顾得非常细心，每次做饭都按医生的建议合理搭配，而且自己以前不爱运动，但为了鼓励丈夫，每天都陪着他出去跑步。

对患病的丈夫来说，赵女士是一位非常称职的好妻子。不过当我问到用药情况时，赵女士却说，她觉得是药三分毒，天天吃降糖药可能对身体不好，所以就让他只在血糖升高的时候吃。谈到这里，我就找到了赵女士丈夫血糖回升的原因所在。

很多人对口服降糖药存在一个误区，吃药全凭感觉，一测血糖降下来了，就停止服用。过几天血糖上去了，又开始接着吃。或者是血糖值不是很高，自己就酌情减少药量，这样不但能剩下不少买药钱，还免去吃药之苦，算起来非常划算（这一用药现象在高血压患者群体中也非常普遍）。不过我要告诉大家的是，这种吃吃停停，三天打鱼，两天晒网的不合理用药方式比不吃降糖药的危害还要大。

糖尿病的危害不在于血糖本身，而在于高血糖导致的并发症，对血管和多种器官造成的损伤。降糖药吃吃停停的行为会造成血糖更大的波动，这种过山车式的波动，对血管的损伤很大，从而会加重糖尿病肾病、眼病等并发症，这无疑是拿着鸡毛掸子去调戏猛虎。我把这个道理讲给赵女士听，她接受建议，每天监督丈夫用药，连吃1周后血糖一直很稳定。

糖尿病被列为终身疾病，想要根治很难，能把血糖控制在正常水平就是一种胜利，可以和健康人一样正常生活。

糖尿病病情复杂，诱发因素很多，所以家里有一个糖尿病丈夫，做妻子的就义不容辞地担起了"老妈子"的角色，细心照料丈夫的饮食、运动、用药等各个方面。但是大家又都不是学医出身，很容易因爱而犯错，掉进家庭护理的误区。有一位患者妻子，她的丈夫因为是湖南人，所以喜欢吃辣子，她见丈夫患了病后，这也不能吃那也不能吃，就非常用心地将每道菜都用辣椒调味，满足丈夫的口舌之欲。中医认为，糖尿病患者大多属于阴虚内热体质，生活应避开辛辣之品，以免伤阴助火。结果，她的丈夫虽然每天用药，但病情还是越来越重。最后，医生告诉他糖尿病患者不能吃辣椒，她懊悔地说，我只知道不让吃含糖量高的食物，原来辣椒也不能吃呀！

夫妻情深，丈夫患了病，做妻子心里肯定也不好受，都想尽其所能帮助丈夫康复，但很多时候会因为关爱的方式不对，导致出现与意愿相违背的结果。所以，我觉得很有必要为广大读者总结下糖尿病家庭护理知识。

在饮食方面，糖尿病患者要遵循3项原则：总量控制、少食多餐、稳定多样。

想要做到总量控制，首先要搞清楚糖尿病患者主食吃多少才合适。人体每日需要的总热量实际上应该是每天摄入的总食量，但是现在人都会饮食过量，"宁可撑死人，也不占着盆"，剩饭倒进垃圾桶里是垃圾，吃进肚子里用不着，对身体来说也是垃圾。如果食量过多，这些过剩的热量会转化成糖类、脂肪等物质储存起来。对于广大中年"糖友"来说，每日主食控制在4~6两即可（以主食重量为准，如米、杂粮、面粉），如果是劳动量大的年轻患者，可以增加到7两，不能再多了，有时候吃不饱，饿饿肚子反倒是好事。

过度减少用餐量也是不提倡的，我建议每日主食最少不能低于3两，不然身体就会处于饥饿状态，容易发生低血糖或酮症酸中毒。

当然，如果能准确计算并控制进食的热量是最好不过的。成年人休息者，每日每千克标准体重给予热量105~125千焦（25~30千卡），轻体力劳动者125~146千焦（30~35千卡），中体力劳动者146~167千焦（35~40千卡），重体力劳动者167千焦（40千卡以上）。

其次是少食多餐。糖尿病患者有一个特点就是饿得快。我们可以通过少食多餐的办法控制热量摄入，患者可以在3次正餐之间增添2~3次加餐，不过加餐的食物要从正餐主食量中扣除。若血糖控制稳定，还可以在两餐间进食少量水果，但水果的量不应太多，一般中等大小即可。

最后是要保持食物的稳定多样，做到粗细搭配、荤素搭配。营养学上有一个理论叫"血糖指数"，就是不同食物能引起血糖升高的能力是不同的。比如白米饭就比杂粮饭引起的血糖更高，所以"糖友"饮食应做到粗细粮搭配，比如吃一顿细粮，吃两顿粗粮，或是细粮和粗粮掺杂一起等都是不错的选择。肉类虽然不提倡多吃，但是为了膳食平衡也要适量摄取，比如说一顿饭吃一块红烧排骨，吃五六只虾还是可以的。总之，为了健康我们必须摄取蛋白质、糖类、脂肪、维生素、无机盐、微量元素和食物纤维等各种必需的营养物质，日常饮食既要求稳，又要求变。

运动方面，糖尿病患者运动不能人云亦云，跟着别人"瞎"运动。每个人体质不同，所能承受的运动负荷也不同，找到适合自己的活动强度和活动量，锻炼才会更加安全有效。

我建议做每个运动之前，患者都要去医院做一次全面的检查，除了血糖，还要对血压、心电图、眼底、肾功能、心功能和神经系统做一个全面的检查。如果年龄比较大，或本身患有哮喘，肺功能较弱，最好再做一个运动激发试验，判断一下自己体质是否适合运动。让专业的医生结合检查情况开出适合自己的"运动处方"，如适合什么运动、运动量多大、运动中应注意什么事项等等。

总地来说，糖尿病患者适合步行、慢跑、骑自行车、健身操、太极拳、游泳等有氧活动，切忌剧烈运动。运动前要有 15 分钟的热身时间，运动过程以 15～30 分钟为宜，可循序渐进，慢慢延长活动时间，活动结束后，再留给自己 10 分钟左右的恢复时间，不要突然停止，因为突然停止后血液不能很快回到心脏而产生暂时性脑缺血，会引起头晕、恶心甚至虚脱等不适症状。

很多人喜欢早上运动，这并不适合糖尿病患者。因为早晨锻炼多为空腹运动，空腹运动会引起低血糖反应。目前医学认为，一次严重的低血糖反应可能"摧毁"糖尿病患者一生的血糖控制，所以糖尿病患者应该避免早晨运动。适宜的运动时间应该是饭后 1 个小时，此时血糖较高，运动时不易发生低血糖。

最后，我想说的就是用药问题。药物对人体来说是攻伐疾病的兵器，能杀敌，亦能伤己，不可不重视。糖尿病患者虽然可以自己用药，自我调节血糖，但这些都应在专业医生的指导下进行，切不可自己胡乱用药，或是自己随意更改服药次数、用药剂量，更不能想吃就吃，想停就停。

饮食、运动、用药就像是糖尿病患者的"三驾马车"，但是男人天生不是好的马夫，怎么办？只能靠妻子的监督和护理。我认识一位老糖友，他老家是上海的，喜欢吃甜食，经常背着医生偷吃甜食，因此血糖总是控制不住。最后医生把这个情况告诉他的妻子，他妻子天天把他看得紧紧的，而且还没收了他的零花钱，血糖在医生的治疗下很快就得到了控制。所以，家里有一个愿意"管"自己的妻子，是我们几辈子修来的福气，千万不要身在福中不知福，而误解了妻子的良苦用心。

名医叶天士的"降糖方"

张老先生半年前经常感觉口渴，皮肤干燥脱水，虽然三餐吃得很多，但身体仍是日渐消瘦。

一般人在吃过甜食后会感觉口渴难耐，这是因为糖分会消耗口腔的水液，而人体血糖升高也会造成体内水液丢失，刺激大脑的口渴中枢。同时，高血糖造成人体胰岛 B 细胞不堪重负，功能减弱或丧失，胰岛素分泌不足，最终导致人体对糖类物质吸收和利用能力减弱。所以就算吃再多，肚子还会觉得饿得咕咕叫。

像这类情况就是血糖高的典型症状表现，张老先生自己心里也十分清楚问题的原因出在哪里，可他也苦于没有办法。张老先生血糖偏高已经有大半年了，空腹 7.3 毫摩/升，餐后 15.2 毫摩/升左右，虽然每天坚持服二甲双胍缓释片和糖脉康颗粒（一类降糖药），但血糖值一直居高不下。

后来，直到张老先生用了我向他推荐的一款中医降糖方，情况才得到明显的改观。

这款降糖特效方的具体配方是：葛根、瓜蒌根各90克，麦冬30克，糯米90克。四味药都打成粉，服用的时候以热水调服，因为有糯米，呈黏稠状，所以就像冲芝麻糊一样非常方便。

张老先生只服10天，血糖就降了大概2毫摩/升。我见效果不错，就让他把二甲双胍缓释片停了，连服3个月后血糖便回归于正常水平，现在他偶尔吃几次糖脉康颗粒，血糖一直保持得很稳定。

为什么我在张老先生的用药基础上只稍稍加了4味药，效果就能得到翻天覆地的变化？道理很简单，是因为我站在了"巨人"的肩膀上，这个方子是清代名医叶天士的经典"降糖方"。

虽然中国古代并没有"高血糖"这个病名，但是高血糖症状却是从古到今都存在的，现代的"高血糖症"属于中医"消渴病"范畴，而叶天士是治疗消渴病的大家。叶天士以其"立德、立功、立言"的为医最高境界，而深受广大医家景仰。叶氏认为消渴的病机是气阴两虚，阴虚为本，燥热为标，应益气养阴。

葛根性凉、气平，具有清热降火、生津止渴的作用，可散体表燥热。瓜蒌根主入肺经，既能泻火以清肺热，又能生津以润肺燥。中医认为"肺为水上之源"，消渴患者烦渴多饮、口干舌燥、小便频数是因为肺受燥热所伤，津液不能输布。麦冬滋阴作用很好，专治阴虚内热，津少口渴。《药性论》记载："治热毒，止烦渴。"糯米滋胃阴，降胃火。消渴患者吃得很多，但容易饥饿，身形日渐消瘦，是因为胃热津伤，宜用糯米这样的甘凉益胃之品养阴增液，清胃泻火。同时糯米还有一点收涩之功，对改善尿频也有一定效果。

正是叶天士降血糖抓住了问题所在，用对了药，才起到立竿见影的效果。

每个人的体质不一样，同样一种降糖西药，有的人吃了效果很好，有的人吃了却效果不显著，这个时候大家可以配上叶天士这个"降糖方"。葛根、瓜蒌根、麦冬、糯米按照3∶3∶1∶3的比例调配打成粉，每次服10克，每天服3次，先服10天，如果效果好的话就继续服用，每7天后服用一天的量用来巩固疗效，切记用药过程中不要吃肉，相信用不了多久你就能告别靠吃西药降血糖的日子。

内关穴，强心穴

如果把人比作是一个机器的话，心脏就是人体的发动机，没有它，整个身体就会失去动力。这台发动机若出现毛病，就会影响整个机器的工作能力和效率。换句话说，心脏是人体最重要的器官，人们依靠它才能延续生命。不过很多人都不太注重心脏的健康，其实心脏通过很多种不同的方法每天跟大家说话，例如像顽

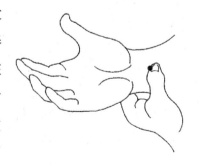

内关穴图

皮的孩子乱跳，又或者像自虐的不良少年，让你隐隐作痛，可惜一般人都很粗心，不会留意心脏给你的征兆，进而在出现问题时而不

自知，导致各种心脏疾病肆意发生。

比较常见的心脏疾病有心绞痛、心肌梗死、心律失常等。当患者出现心脏功能失常时，可能就会有心悸、胸闷、呼吸困难及憋气感等症状，不仅让人深受折磨，而且还有致人死亡的可能。所以大家一定要注意，不管心脏是否有毛病，都应该坚持强健自己的心脏。

说到这，可能有些年轻人要问，那怎样才能强健心脏呢？平时运动是有用，但是忙的时候就顾不上运动了啊，而上了年纪的老年人也会因为腿脚不利而无法进行有效的体育锻炼。其实很简单，不用耗费太多时间，也不用大费体力，平时在家就可以锻炼，那就是按摩内关穴。

内关穴位于腕臂内侧，掌长肌腱与桡侧腕屈肌腱之间，取穴很容易，先攥一下拳头，可以看到手部有两根筋，内关穴在这两根筋中间，然后放松手指，腕横纹上2寸、两根筋中间的点就是内关穴。

这个穴位自古就是中医用来治疗心脏疾病的必用穴。我在临床上也经常使用，对某些心脏病有立竿见影之效，比如说心绞痛、心律失常等。

具体的按摩方法是：左手的拇指尖按压右内关穴，左手示指压在同侧外关上，按捏10~15分钟，每日2~3次，再用右手按压左侧的穴位，反复操作。用指尖有节奏地进行按压，以产生酸、麻、胀的感觉为最佳。按揉时会感到有一种莫名的刺激感沿着前臂内侧传至心脏，此为较好的刺激效果。

内关穴是手厥阴心包经上的穴位，是守护心脏的一个重要关口。因此，常按内关穴对心脏有很好的保健作用，能宁心安神、宣痹解郁、宽胸理气、宣肺平喘、缓急止痛、降逆止呕、调补阴阳气血、疏通经脉等。

俗话说："一夫当关，万夫莫开。"在山势险峻的地方，1个人把着关口，就是1万个人也打不进来。内关穴就相当于这样一个要塞，是保护人体的关口。只要坚持每天用上述方法按摩内关穴，就能巩固这个关口，将心脏疾病阻挡在外。

小胡是一位建筑工人，前段时间找我看病，来时说自己的胸口总是时不时地疼痛，我让他去做了CT、心电图检查，最终确定他患了心绞痛，与平时的劳累、情绪波动等因素有关。我就给他推荐了这个按摩内关穴的方法，他坚持了几个月，心绞痛就痊愈了。

心脏要夜以继日、一刻不停地跳动，来推动血液在全身循环，让全身的亿万个细胞"吃饱喝足"，还要把有害的废物及时运走，这是一个繁重的任务。面对如此巨大的"工作压力"，如果心脏不够强健，就会出现疾病。

所以，朋友们，赶紧付诸行动吧！一个健康的身体从一颗健康的心脏开始，内关穴，强心的首选要穴！

承山穴，腿壮能承山

忙了一整天，我们时常觉得腰酸腿痛，筋疲力尽。特别是久坐不动、经常加班的办公室一族和需要长时间站着的人，"身体透支"更是家常便饭了。

在中医看来，因身体疲劳导致的腰腿不适等病症多由久坐久站、远行过劳、寒邪侵袭、气血不畅、筋脉失养所引起，不妨通过穴位按摩的方法，及时进行调理和日常保健。小腿肚上的"承山穴"，就是一个有效的"解乏穴""强腿穴"。

顾名思义，承山穴正是承受着人体这座"山"，才被叫作"承山穴"。它位于人体小腿后侧正中间，腓肠肌肌腹下。用力伸直小腿或抬起脚跟时，小腿肚上会出现一个类似"人"字形的凹陷，凹陷的尖角处就是它。

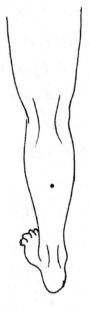

承山穴图

身体站立时，小腿肌肉自然紧张，承山穴所在的位置相当于"筋、骨、肉"的一个交点，是人体最直接的受力点。因此，当身体"不堪重负"时，承山穴也会"挺身而出"，帮我们承担压力，缓解疲劳。

为什么承山穴如此神奇呢？它缘何可以帮我们顶起身体这座"大山"？《黄帝内经》认为，承山穴是足太阳膀胱经上的穴位，膀胱经是人体阳气最旺的经脉，所以通过刺激承山穴，可以激起经络的阳气，快速排除体内的湿气。同时，膀胱经通连着脑部，经络的活跃会使人变得清醒起来。

大多数人，只要轻轻一按承山穴，都会有明显的酸胀痛感，这都是因为体内有湿的缘故；而按揉承山穴一段时间后，我们会感觉身上微微发热，这就是膀胱经上的阳气在起作用了，身上的湿邪，正随着微微升高的体温向外散逸。经常按压此穴，可舒筋活络、壮筋补虚，对缓解腰腿疼痛、小腿痉挛等效果良好。

去年，由于某些事情我不得不回老家一趟。事情办得很顺利，一天就办好了，于是我就打算在老家多待一天，也算是怀旧一下。下午闲着无聊，我就在附近转一下，这时刚好碰到以前村里的熟人，我就问他现在干什么工作，他说还是在煤矿上挖煤，这样能挣得多一些。

闲谈一番后，他问我说："你现在是名医，问你个情况吧，我最近在井下干活时，这两条腿像是灌满了铅，一点也不想动，硬着头皮干点，觉得非常累。"

我想，他长期在潮湿的地下挖煤，不生病才怪呢！于是对他说："你站起来，我给你看看。"他很配合地站起来。我蹲到他身后，双手按住他的小腿，两拇指分别放在他左右腿正中的承山穴上，然后突然用力按压下去，只听他"啊"地大叫一声，整个人痛得好像没神了。

等了一会儿我问他："你现在感觉怎么样？"他说："你刚才按的那一下太痛了，痛得我全身出汗，现在感觉好多了。"他高兴地直夸我，还说以后他就用这法治病了。

挖煤工人、下水道工人等人群长时间在地下工作，容易受湿邪侵袭，加上劳动量大，很容易出现这样腿痛无力的症状。这时不要惊慌，因为承山穴是它的"克星"，能在瞬间将各种不适一扫而光。有些人晚上睡觉或游泳时容易抽筋，这是因为身体受了寒湿邪气。这时只需轻按承山穴，抽筋的症状就会很快消失。

揉按承山穴时，开始只能轻轻地按、轻轻地揉，以感觉到酸胀微痛为宜，慢慢地可以加重手法，在能保证效果的情况下，应该尽量把疼痛减到最小。平常可坐在椅子上自我按摩，也可躺着由他人操作，每日 1~2 次，每次 10 分钟左右。也可以在每天早上起床时，将两腿伸到床外，让承山穴正好对在床沿上，两腿左右摆动，以按摩承山穴。

需要注意的是，按压承山穴是有讲究的。有时候医生给患者们按压承山穴，手法相当狠，这是要用来帮你发汗、治病的，用这样的重手法，一鼓作气，祛除病邪。但平时我们用来祛除湿气，强腰健腿的时候，就没有必要太过用力了。

承山穴深处有胫神经走过，按摩力道过大的话，沿神经分布区域可能会出现灼痛、麻木等不适，人会受不了。谁都怕痛，在能保证效果的情况下，咱们应该尽量把疼痛减到最小。

上中下三脘，不用吃胃药

胃为水谷之海，就像人体的大仓库，主管饮食物质的接纳和初步加工处理，是掌控我们生命所需的营养来源，是身体能量的源泉。可是，巨大的压力、繁忙的生活、糟糕的生活习惯，却毫不留情地折磨着男人们的胃，原本充满活力的胃开始痛、胀、嗳气、泛酸、抽搐、痉挛……

在传统社会观念中，男人一直担负着养家糊口的责任，从小更是被家族赋予光宗耀祖的希望，可谓是"压力山大"，男人的身体健康备受考验，稍不注意，胃病就出现了。

不管他们从事的是体力劳动还是脑力劳动，长期超负荷工作都会使体力透支，抵抗力下降，引起胃部供血不足，胃黏膜分泌功能失调，胃酸过多、黏液减少，就会使胃部受到伤害。

同时，胃是一个对外界气候和环境都很敏感的器官。当人体受到冷空气刺激时，胃部也很容易出问题。加上不良的饮食习惯，如喝冷饮、吃凉瓜果等，就会引起胃痛、消化不良、呕吐等症状。

当遇到胃痛、胃酸、胃胀时，该怎么办？许多人都会想到吃胃药。然而，"是药三分毒"，已经受伤害的胃很脆弱，能不吃药还是别吃为好。其实，只要充分发挥好人体腹部上脘、中脘、下脘 3 个穴位的作用，即可解决胃部的许多烦恼。

古人说："胃为太仓，三皇五帝之厨府也。"为了保护太仓的正常运作，人体给胃部配备了护卫"三剑客"，即上、中、下三脘穴。如果平时让这"三剑客"站好岗，就可形成对胃的层层保护，让各种胃病无法入侵。

上脘穴：在上腹部，前正中线上，肚脐上 5 寸，和食管相对应，是食物进入胃的通道。按压上脘穴，对人们因吃得太快、吃得太饱或者其他原因而导致的反胃、胃胀、呕吐、打嗝等都有很好的疗效。

中脘穴：在胃的中部，肚脐上 4 寸处，占据了胃的主体部分，因此主治脾胃疾病，对于促进胃的蠕动，治疗胃脘痛、腹胀、泛酸等都有较好的效果，而且还可以提高机体免疫力。

下脘穴：在胃的底下，肚脐上 2 寸处，胃和小肠的连接处，对应人体的小肠。下脘穴位于食物从胃进入小肠的关口，因此掌握着食物消化吸收的大权，对于食物在胃里下不去导致的食谷不化、腹胀、胃痛、呕吐，以及胃炎、胃溃疡、胃痉挛、胃扩张、肠炎等都有很好的缓解作用。而且，因为它在胃的下部，对于因为中气不足导致的胃病、胃下垂等也有很好的疗效。

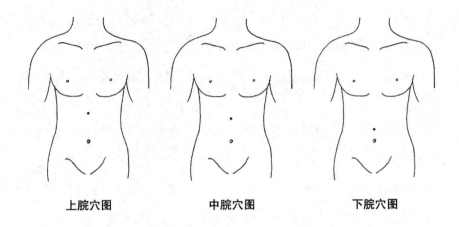

上脘穴图　　　　　　　中脘穴图　　　　　　　下脘穴图

小关是我们医院去年刚招进来的大学生，前段时间跟着我学习。一天下午来上班时，我看他捂着肚子，时不时还打几个嗝，我就笑着问他："小关，中午吃的什么美味啊，吃得这么饱？"

他不好意思地说："其实也没吃太多，每次吃完午饭后，我就直接去午睡了，可一觉醒来胃就胀得难受，经常这样。"

我听后，意识到他这是胃部出了毛病，就跟他说了按揉"三脘"的方法。现在，他胃胀的毛病完全好了，上班的时候，精神也好多了。

这个方法对各种胃部疾病都有一定的功效，没有胃病的人经常按摩，也能够促进消化，增强胃肠功能。平时工作累了，或晚上吃完饭看电视时，都可以用手轻轻按摩腹部的上中下三脘穴，充分调动起它们的积极性，对于打好保"胃"战、防治胃部疾病会有很好的效果。在寒冷的冬季，也可以用热水袋在这3个穴位处进行热敷，也能取得很好的效果。

最后提醒胃不好的男人们，在按摩"三脘"穴来治疗胃部疾病的同时，一定要注意自己的饮食，一日三餐要规律、适量，不要熬夜、喝酒、暴饮暴食。平时可以吃一些易消化的食物，咀嚼的时间也可以延长一些。

膻中穴，不得心脏病的要穴

心脏的重要性，相信不用说很多人也知道，它是人体血液循环的泵，能将人体所需的氧气和营养通过血液"抽"送到各个部位。中医说："百病皆生于气，万病皆源于心。"心脏功能差，你不得那个病也会得这个病。"心脏猝死"因突发性强、治愈率低，成为夺取生命的"主要杀手"。然而，对于心脏的保护你又了解多少呢？

这里就要说一下一个神奇的穴位——膻中穴。

我们经常会在武侠小说中看到这样的描述，武林高手"挥手间就点中了对方的膻中穴，轻者动弹不得，重者当场毙命"。这个膻中穴真的有这么神奇的效果吗？它对我们又有什么好处？

膻中穴是人体非常重要的一个穴位，位于人体两乳头连线的中点处。它在受到强大外力刺激时，确实可能造成很大的伤害，但同时膻中穴对于人体的心脏也有重要的保健作用。

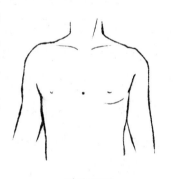

膻中穴图

膻中穴在心之外，紧挨着心，心有主血脉、主神志的功能，胸闷心悸、心慌，都是心气不足的表现。因此如果出现心悸、心慌或者心绞痛等胸部不适时，可以通过刺激膻中穴来缓解这些症状。

按揉膻中穴，能够改善心脏的神经调节，增加心肌供血，有宽心、护心，缓解胸闷、气短、心烦、心悸和减少期前收缩等功效。

具体的按揉方法是：拇指指腹按压膻中穴约 1 分钟，接着，拇指指腹先顺时针再逆时针，各按揉膻中穴 60 下，约 1 分钟。也可以将手掌压在膻中穴上，顺时针转上百圈，逆时针转上百圈。还可以将拇指鱼际（拇指根部的肌肉群）置于膻中穴，手扶在胸部，上下滑动推擦按摩，左右两手各推擦按摩上百下。

我有一位朋友经常加班熬夜，有时候 12 点后还在电脑前整理资料，前段时间跟我说他的胸口经常痛，问是不是得了心脏病。我听后让他来医院做了检查，结果显示心脏功能很正常。他这情况就是长期劳累所致，我告诉他按揉"膻中穴"的方法，现在情况好多了。

男人是一个家庭的顶梁柱，工作和生活上的压力巨大，加上频繁的应酬，经常喝酒，心脏更容易出现问题。平时，他们出现一些胸闷心悸的情况，也总是不在意，认为没什么大事，其实这是很危险的。

作为家人，在他们不注意的情况下，你们一定要认真对待。否则，等到这个顶梁柱塌了的时候，就追悔莫及了。

膻中穴是人体任脉上的主要穴道之一。大家知道，紫禁城就是皇帝住的宫殿的那个外围，它有一个重要作用就是保护帝王不受外面的侵害。而"心"正是我们生命中的"帝王"，膻中穴正如紫禁城，他是我们的"心包"，可以代心脏受邪。膻中穴的功效就在于"阻挡邪气，宣发正气"。

要想不得心脏病（这里所说的心脏病是各种心脏疾病的总称），就不能让心脏受到外邪的侵害。归根到底，还是要做好防御，按揉膻中穴就是在给自己的心脏"垒城墙"。

生活中的不良习惯会成为心脏病的直接"导火索"，要想预防心脏病的发生，在经常按摩"膻中穴"的同时，饮食上应做到

"三低"，即低热量、低脂肪、低胆固醇。另外，戒烟、戒酒，维持经常适当的运动，有利于增强心脏功能，促进身体正常的代谢。

经常咳嗽，多按"少商穴"

经常有这样的患者，一开始是受了点寒，开始咳嗽，然后吃了点止咳药就好了，过了一段时间以后又感冒咳嗽，吃止咳药又好了。随着咳嗽症状的经常发生，止咳药的用量就慢慢开始增加，之后要吃更厉害的止咳药，咳嗽才会止住，最后发展到要注射抗生素，严重的患者发展到来看病时，已经是任何止咳药及抗生素都无法产生作用了。

这是大部分人出现咳嗽的情况时采取的措施。难道咳嗽就一定要吃止咳药吗？从中医的角度来说，肺为金，属清净之脏，也就是说肺一定要干净，容不得一点污浊。反过来说，如果肺部受到影响，就会发生咳嗽。

发生咳嗽时，我们简单地用止咳药来处理，咳止住了，我们就会认为病好了。很显然，这个思路是错误的。事实上，当肺内吸入灰尘、污浊的空气、寒气时，我们都会咳嗽，这是我们的肺对这些伤害产生的排除反应，想把这些污物尽快排出体外。

还有就是感冒的时候是肺脏受到寒气的侵袭，寒气转化为热邪，也会引起咳嗽，我们吃止咳药只是暂时抑制了肺脏的咳嗽功能，其实热邪仍然留在体内。

总而言之，咳嗽吃止咳药只能让我们一时感到舒服，实际上对身体是不利的。那么经常咳嗽怎么办？用什么方法好呢？

好的方法就在我们身边，按压"少商穴"。此穴最擅长治疗的一个病症是咳嗽。秋天时，很多人会时不时地咳嗽几声，严重的甚至咳出血来，咳得头痛。这时候大拇指上的少商穴是止咳嗽的特效穴。

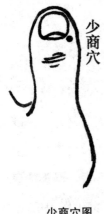

少商穴图

少商穴在大拇指外侧，距指甲角一分处。咳嗽不止时，可用拇指和示指紧压少商穴，至有酸痛感为度，可止咳。除了按摩，少商穴还有一个刺激方法，就是刺血疗法。少商放血就相当于将肺经过热的气血引出去，还肺一个清凉的天地。刺血的时候，先用乙醇消毒针和皮肤，然后捏起少商处的一点点皮肤，用针快速在皮肤上刺两下，同时挤 3~5 滴血，然后迅速用棉棒轻轻按住，以便于止血。

其实刺血疗法的效果更好一些，但考虑到操作的安全性，平时我们咳嗽的时候，拿指甲掐一掐就行。当然如果你有把握，又不怕出血的话，"刺血疗法"还是可以做的。

有一次，我有点着急上火，再加上咳嗽，当时手无寸铁，就用右手大拇指的指甲，在左手的少商穴上狠劲点下，钻心地痛啊！我咬牙坚持 1 分钟，等痛劲过了，又对着少商穴点了一次。最后痛得手都麻木了，但是身体感觉好多了，晚饭喝碗粥入睡，次日相安无事。

我行医多年，用指压"少商穴"的方法治愈的咳嗽患者也不在少数。小云是我们社区的一位大学生，去年放寒假的时候，他来找我说自己咳嗽止不住，都咳了好几天了，输液都不管用，是他母亲让他来找我的。

经过检查，我发现他这是肺热导致的咽喉炎症引起的。当即我就给他掐了一下"少商穴"，他连连叫痛，可没过一会儿他就说感觉好多了，咽喉清爽多了，我告诉他回去后坚持刺激此穴位就行。两天后，他的咳嗽就好了。

少商是手太阴肺经的最后一个穴位，拇指桡侧（靠外的一侧）指甲角旁0.1寸（大约3毫米）处，掐之可泄肺中之热。由于穴区窄小，不好用力，故改用指甲掐按，疼痛感较其他穴位为甚，甚至会出现灼热痛感，均属正常。

注意这两个穴位在刺激时，手法一定要重一些，因为轻柔的手法为补，而重刺激的手法才有"泻"的作用。

要想减少咳嗽症状的出现，大家在平时一定要注意以下几点。一是居室内保持一定的湿度，这对咽部黏膜、皮肤、毛发有一定的滋润作用。二是要适当补充水分，促进机体的新陈代谢。三是在饮食上避免辛辣之品，特别是秋冬季节。这个时候，肺的功能偏旺，而辛味食品吃得过多，会使肺气更加旺盛，更容易引起咳嗽。

告别腹胀，仅需两个小方法

要说日常生活中最容易遇到的胃肠问题，那就莫过于胃胀、腹胀了。这个问题很多人都不会特别在意，认为只是小毛病。实则不然，长期的胃胀、腹胀得不到解决，就会给身体带来其他的胃肠疾病。所以，出现胀气的时候，一定要引起重视。

那么，是什么原因引起的胃胀、腹胀呢？有以下几个原因。主要是饮食方面，一次性摄取食物过多，食物在肠道内停留的时间过长，与肠道内存在的细菌发酵产生气体，引起腹胀。另外，吸入空气、胃肠道内气体排出受到阻碍、吸收受到阻碍都会引起腹胀。

现实中许多人都认为胃胀、腹胀是一个可治可不治的病，通常置之不理。或者是自己去药店买一些胃药，如多潘立酮，吃了之后，症状不仅没有减轻，而且还会加重。

前段时间的一个下午，我收治了一个患者，是个青壮年，大概30多岁，他是捂着肚子来的。刚坐下他就对我说："医生，我肚子胀得慌，胀得呼吸都很困难，这会儿又痛起来了，你快给我看看吧。"我给他检查了一下，发现他这是典型的腹胀，就问他中午吃的什么食物。他说："中午也没吃其他的东西，觉得很饿就吃了两碗面条啊，刚吃过一会儿，肚子就胀起来了，于是我就吃了一些家里常备的胃肠动力药，其他的也没什么了。"

听了他的话，我确定他这正是因为中午吃的食物太多、太快引起了腹胀，然后他又乱用了胃药引起的胃痛，于是我给他取了一些简单的治胃胀痛的药物，然后问他："你这腹胀的情况是不是经常发生？"他点点头说："是的，这次比较严重。"

有一个方法对治疗腹胀很有效果，那就是练习"腹式呼吸"。吸气的时候鼓起肚子，呼气的时候肚子缩进去。我跟那位患者说了这个方法，他当时做了一会儿，腹胀就减轻了。我告诉他回去后经常练习，就可以预防腹胀的发生。这个动作可以使全身的气机顺畅，刺激胃肠蠕动，促进体内废物排出。坚持锻炼，不仅可以解决腹胀的问题，而且对胃肠等器官都有好处。

再给大家说一个治腹胀的小偏方：生山楂、炒麦芽各10克，混合后加水煎煮。每日 1 剂（400 毫升），代茶饮。山楂能消食积，《日用本草》对山楂就有如此记载："化食积，行结气，健胃宽膈，消血痞气块。"炒麦芽能和中、消积、下气，对脘腹胀满者，食之颇宜。最后告诉大家，要想预防腹胀的发生，平时吃饭的时候，除了不要过饱外，也一定要改变狼吞虎咽的习惯，进食太快容易吞进空气。同时，少吃诸如豆类、土豆等高纤维食物和不易消化的食物。另外，保持良好的情绪和适量的运动也是很有必要的。

声音嘶哑勿大意，应尽早治疗

美妙的歌声，精彩的演讲，以及人们日常之间的交流，均有赖于我们健康的喉咙。但是声音嘶哑却困扰着人们的生活和健康。它是极为常见的现象，不少人曾反复多次出现，如讲话太多，感冒后常常有这个现象，多见于演员、教师、小商小贩、产品推销员等说话较多的人群。声嘶轻者仅为音调变低或变粗，重者甚至会出现失音的症状。

另外，由于男人们工作压力过大，加上很多应酬，不少人养成了吸烟的习惯，这也是出现声音嘶哑的原因之一。那么，怎样才能改善这种状况呢？我这里有几个不错的小方法，给大家介绍一下。

首先给大家说一个中药的方子，叫作"蜂蜜浸剂"，取金银花15 克，栀子花 10 克，甘草 6 克，将它们浸泡于 500 毫升鲜蜂蜜内，放 1 周后即可，声音嘶哑时食用蜂蜜或者取蜂蜜冲茶喝。金银花既能宣散风热，还善清解血毒；栀子花能泻火凉血，对咽喉有滋养的作用；甘草有止咳化痰的作用。通过浸泡，这3味中草药的药效能够集中于滋润咽喉的蜂蜜中，对治疗声音嘶哑效果显著。

还有一个更为简单的小方法，随时随地都可以使用，那就是"冰敷脖颈"。用冷水或冰水浸湿毛巾，敷在喉头上，15~20分钟，每日2~3次。局部降温能够抑制血液循环、平衡机体自身代谢水平，减少局部炎性物质的积累，减轻炎性反应，对声音嘶哑患者来说，是一个不错的配合治疗的方法。

治疗声音嘶哑肯定少不了食疗，给大家推荐凉拌银耳。先将白木耳洗净、泡涨，撕成条块状，再用开水烫过后，用凉开水漂洗，之后加食醋拌着吃，每日1~2次，食量不限，两天后会有好转。银耳是一味滋补良药，特点是滋润而不腻滞，具有养阴清热、润燥之功，将它与有杀菌之效的食醋放在一起食用，有润喉的作用。

沈先生是一位初中的班主任，除了担任语文课外，还主持着班里的各项事务，一天到晚都在不停地使用嗓子，经常出现嗓子哑的情况。他妻子是我的朋友，两个月前，她来向我咨询如何能够缓解声音嘶哑，我就给她说了上面的这些小方法。上周见面时，她说那几个方法真管用，现在她再也不用为丈夫的嗓子干哑而发愁了。

男人们由于工作的各种需要，过度用嗓有时候是不可避免的，在此基础上，要想尽可能保护嗓子，就一定要做好我们力所能及的。首先要戒除烟酒，由于烟酒既刺激咽喉又会使机体功能受损，所以要坚决戒除。其次是忌食辛辣食物、生冷食品，多吃些青菜水果，多饮水。最后一定要注意室内空气质量，夜间可以在地面上洒些水，以保持空气湿润。

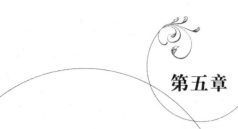

第五章

丈夫的健身问题：
帅哥健康锻炼法

踮脚走，壮阳

　　随着社会不断进步，生活节奏不断加快，人们压力增大的同时，生活也越来越便利。平常工作忙，没有时间去运动，现在购物逛街足不出户就可以办到，汽车代替走路，这些便利的方式，让我们的身体越来越缺乏锻炼，就连走路这样简单的方式，现在都被各种交通工具所代替。

　　然而，伴随着各种便利，我们身体的抵抗力也随之下降。特别是男人，他们都很在意自己的肾，总是想尽各种办法来保护自己的肾，但是很多人却不知道在生活中形成的各种不良饮食和生活习惯往往会导致男人肾虚，如吸烟、喝酒、熬夜、过大的工作压力、不爱喝水、吃太多的盐等。

　　我曾看过这样一句富有哲理的名言："一个 6 岁男孩最大的愿望就是小便时不尿在裤子上，而到了 60 岁，他最大的愿望仍然是上厕所时不要尿在裤子上。"这句话颇有调侃的味道，但却是男性一生的真实写照。

　　大家都知道"饭后百步走，活到九十九"这句话，却不知道"饭后踮脚走，补肾又壮阳"。以前，有个朋友私下向我请教，说自己最近性欲低下，老婆不怎么满意。我问他除此之外还有什么情况，他说自己小便不畅，还排不净。我就把这个"踮脚走"的方法告诉了他。他坚持了一阵子后，窘况果然大大改善了，小便也顺畅多了。

当我们踮起脚尖走路的时候，是前脚掌用力。更确切地说，是前脚掌内侧、蹈趾在起着支撑作用。而足内侧有三条经络经过此处，它们分别是足少阴肾经、足厥阴肝经和足太阴脾经。因此，踮脚走路可以按摩足三阴，助气上行，通过少阴肾经温补肾阳，起到改善性功能的作用。打个比方说，从肾到脚尖有一条连线，这就是足少阴肾经。如果拉一拉线的一头（脚尖），线的另一头（肾）就会受到刺激，从而起到补肾壮阳的作用。

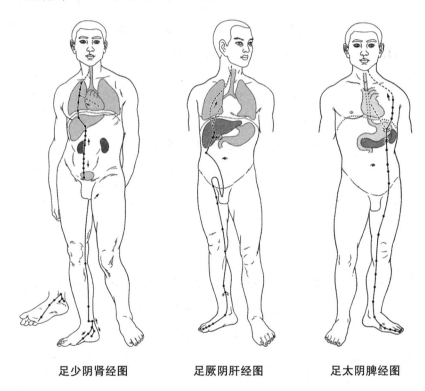

足少阴肾经图　　　　足厥阴肝经图　　　　足太阴脾经图

这个方法不仅适用于青壮年男性，老年人肾气不足也可以进行锻炼。随着年龄增长，男人们肾气逐渐衰退，中医认为肾为"先天之本"，与骨骼、牙、耳朵关系密切，老人肾气衰退主要表现为双腿乏力、牙松动、听力减退等。要想改善这些情况，每天坚持踮起脚走 20 分钟左右，中间可以走走停停，累了休息，达到刺激穴位的目的就可以。若能在一天内做上四五次这样的踮脚尖运动，常年坚持便能达到很好的益肾作用。

当然，踮起脚尖走路有一定难度，很多人在刚开始练习时都会感到非常累，但只要掌握技巧，坚持一段时间，就会习惯。对于老年人来说，一定要循序渐进，一开始练习时最好身边有帮扶物。需要提醒的是，患有骨质增生的中老年人不宜尝试。

总之，为了自己的健康和幸福，不妨在下班或是上班之前踮起脚尖多走几步路，简单易行。在不影响正常工作和生活的前提下，既可壮阳又可强身，何乐而不为呢？

经常遗精，不妨多"站桩"

站桩，也就是人们通常所说的蹲马步，是一种强身的常见锻炼方式。早在 2000 多年前的《黄帝内经》中，其就有"上古有真人者，提挈天地，把握阴阳，呼吸精气，独立守神，骨肉若一，故能寿蔽天地"的记载。

俗话说："万动不如一静，万练不如一站。"站桩既能保养心神，又能锻炼形骸，既能强健脑力，又能增长体力。其实，这一方法在强身健体的同时，还能有效治疗和改善遗精的问题。

偶尔的遗精本是男性的正常生理反应，但若遗精次数过多，或在有正常性生活的情况下仍有遗精，以及在清醒状态下遗精，均属于不正常现象。这个病症困扰着很多男性朋友，它会让身体越来越虚弱，严重影响工作和生活。

遗精的主要原因是精关不固，与情志失调、房室不节、手淫过度等因素有关。不正常遗精常见于遗精者思想过分集中在性问题上。另外，遗精的诱发因素也很多，白天看到与性刺激有关的事物、书画、电视节目等，会在大脑皮层形成一个兴奋灶，也会在夜间发生遗精。

小李今年 30 岁，去年刚结婚。前段时间他来找我说，自己婚后虽然有了正常的性生活，但却出现了经常遗精的情况。这倒没什么，关键是白天上班总是犯困、有气无力，晚上在妻子面前也总是力不从心。

我听了他的话，就问他："结婚前是不是经常手淫啊？"他不好意思地轻哼了一声："嗯，是的。"经过各项检查，我确定他这频繁遗精是因为之前经常手淫损耗肾气，加上平时工作劳累引起的。于是，我就跟他说了"站桩"的方法。通过锻炼，他几个月后就恢复了正常。

具体的站桩方法是"半蹲站桩"：挺胸塌腰，屈膝半蹲，头部挺直，目视前方。两臂前平举，两膝在保持姿势不变的情况下，尽量往内夹，使腿部、下腹部及臀部保持高度紧张，持续半分钟后复原。每天早晚各做 1 次，具体时间可以根据自己的身体条件而定。

男人在青壮年的时候，下焦实而上焦虚才属于正常。上焦是指心肺，下焦指肝肾，上虚下实，元气充足，头目清醒，人就充满了活力。这就像是晴朗的天空一样，天上风轻云淡，地面绿树成荫。然而由于众多诸如手淫等不良因素的影响，人体的下焦就会虚损，进而出现频繁遗精的症状。

站桩既能疏通经络，调和气血，使阴阳相交，水火既济，又能助长精神，锻炼形骸，增加力气。这种功法可以使血液循环畅通，新陈代谢旺盛，加强各脏器、器官以至细胞的功能，同时可以使肌肉得到锻炼，给大脑以良性刺激，所以站桩能有效治疗和改善遗精的问题。

当然，站桩很苦，时间一长，双腿痛苦不堪，酸麻难忍。但这时候应该坚持下去，每日增加时间。站的时候心脏跳得厉害，脉搏的跳动不用摸就能感觉得到，呼吸加深，这些都是正常的反应。站后感觉腿上肌肉很紧，觉得很有力，但是 1 周后，你反而会觉得又没有力气了，这是在换劲儿的缘故，不要怀疑，坚持下去，一定会有好效果。

小方法，消除办公室久坐疲劳

办公室的上班族，常常一坐就是几个小时甚至十几个小时，这使他们经常处于疲劳的状态。一个人若长期处于疲劳的状态，其循环系统、消化系统和运动系统等都会受到影响。长此以往，疾病就会不招自来，出现腰酸背痛、颈肩僵硬、关节不利、周身不适等情况也是迟早的事。

那么，如何快速消除久坐办公室的疲劳与不适呢？对于这些人来说，进行强度很大的锻炼不现实，时间和场地都不允许。所以，可以选择一些简便易行的运动方式，不但可以缓解久坐的疲劳，还能起到锻炼身体的作用。

下面我给大家推荐两个具体的方法，第一个就是仿猫伸腰，也可以叫它为"猫伸法"，就是平时在办公室坐的时间长了，可以像猫一样拱拱腰。标准的方法是：跪于地板，双手支撑身体。吸气，脊柱向下伸展，抬头，引颈向上，同时臀部向上翘。呼气，拱背，垂头引颈向下，腹部肌肉收紧，使整个背部尽量向上拱起。经常做这个动作，不仅能够快速缓解疲劳，而且可以使脊柱及周围肌群更富有弹性，颈部和肩背部肌肉更协调。

大部分办公一族可能会觉得这个方法的标准步骤在办公室做不太切合实际。其实，这套动作不是非得跪在地板上做才有功效，我们完全可以"随机应变"，坐在椅子上双手扶住桌子，或者站起来双手扶墙，然后按照大致步骤做就行，这样效果一样很好。当然，我们下班回家的时候，可以趴在床上做这一套"仿猫伸腰"的动作来缓解一天的疲惫。

另外，还有一个锻炼方法是非常适合办公室一族的，那就是"下蹲运动"。长时间坐着的人，下肢也会出现疲劳、麻木的情况，更容易遭受肌肉劳损、骨质增生的困扰，而下蹲可以加速血液循环，使肌肉、骨骼得到充分的营养。人在下蹲时，人体两个最大的关节——膝关节和髋关节会折叠到最大程度，几乎不承受身体重量，而其他部位的肌肉却能得到活动，可以放松身体，缓解肌肉疲劳。

景先生是一位 IT 行业的精英，收入高的背后是长时间地与电脑、电脑桌打交道，当然难免因为疲劳而出现腰酸、背痛、腿抽筋的情况。前段时间他来找我咨询情况，我就跟他说了上边的这两种方法。他上班期间每隔 1 个小时就坚持做 1 次，现在身体情况比以前好多了。

在科学技术日益进步的今天，坐在办公室来完成工作的人越来越多，当然工作量也逐渐加大，一味地守在电脑旁、办公桌而不知道放松，不仅会降低工作效率，还可能引起各种疾病。所以，在工作的同时，常做仿猫伸腰和下蹲运动是很有必要的。

经常提肛，保护前列腺

在男性生殖器官中，前列腺是一个最大的附属性腺，具有很重要的作用。然而就是这样一个板栗大小的器官却屡屡犯事，时至今日，前列腺疾病已成为现代男性健康的"大敌"。

前列腺疾病会影响男人的性功能，产生阳痿、早泄的情况，危害是极其严重的。同时，前列腺疾病还会干扰到男人们的正常工作和生活，因为患了此病会出现一些不良症状，造成患者心理压抑，容易产生心理疾患。另外，这类疾病中最常见的前列腺炎症还可能与其他生殖器官的感染有关，如精囊炎、附睾炎、输精管炎等疾病。

看到前列腺疾病有如此多的危害，男人都不愿意自己患上这些病。而要想尽可能地远离这些危害，就必须在平时对前列腺做好保健。告诉大家一个好方法，那就是多做"提肛运动"。

古语有云："日撮谷道一百遍，治病疗疾又延年。"谷道，就是肛门；撮谷道，其实就是提肛。提肛就是有规律地往上提收肛门，然后放松，一提一松就是提肛运动。这个运动犹如对前列腺进行按摩，可以促进会阴部的血液循环及静脉血液回流，使前列腺充血减轻、炎症消退。

中医认为，肛门位于人体经络的督脉上，提肛能提升阳气、排除浊气。提肛运动简单易行，随时随地都可以做，吸气时稍微用力，收缩肛门附近的肌肉，如此反复 10～20 次，每天做 3～5 次，就可以起到很好的前列腺保健作用。

我有一位朋友，前段时间见到我时说："我最近总是出现排尿等待、尿频等症状，是不是肾虚了啊？"我听了，让他去医院检查一下，结果是前列腺轻度炎症引起的，于是他就找到我，让我给他开药。

他坚持要求吃药，我就给他开了一些常用的消炎药，然后对他说："其实，在吃药的同时采取正确的锻炼才最有效。"他听后急忙问我具体方法，我说要坚持做"提肛运动"。上次见面时，他说情况好多了，好像性功能也提升了不少。

前列腺疾病是大部分男人较容易出现的问题，中青年人容易得前列腺炎，中老年人多发前列腺增生症，可以说大部分男人在自己的一生中某个时段或多或少都有过前列腺疾患。当他们出现尿等待、夜尿多的症状时，第一反应就是"肾虚了"，实际上多半是前列腺出了问题。在男性体内，前列腺和膀胱是挨门的"邻居"，与膀胱相连的尿道要从前列腺中间穿过，由于前列腺守着膀胱出口，一旦它出了问题，难免会发生排尿异常。所以，如果有排尿异常的情况，就要考虑是不是前列腺出问题了。

总而言之，前列腺疾病非常顽固，最重要的是做好预防。只要预防工作做得好，就能大大降低此类疾病的患病率。多做"提肛运动"就是一个很好的选择。因为提肛运动能够促进前列腺局部的血液循环，对于那些已患前列腺疾病的男人来说，在服用药物治疗的同时多做提肛运动，对疾病的康复也是有很大作用的。

脚掌疼痛，左右脚互踩，刺激太白穴

不管从事何种职业，都有可能会出现脚掌疼痛的情况，即便是坐办公室的职员，坐得久了，脚掌同样免不了厄运。脚掌痛起来很受罪，走一步路都难受，真可谓是"寸步难行"。有很多人认为，脚掌痛休息一会儿就没事了，可是过一会儿会痛得连地都不敢碰了。

导致脚掌痛的原因有很多，比如说骨质增生、跟腱炎等，可我们感受到最多的就是过度劳累所致的。如果走路过久、站立时间过长或者是机械性地做一些同样的动作都会出现脚底疼痛的症状。其实，这归根到底是由脾胃虚弱引起的，脾虚则水谷精微无以传输运化，五脏六腑和四肢百骸就得不到濡养，从而出现身倦乏力、四肢肌肉疼痛的情况。

在中医理论里，脾主肌肉，过度劳累会导致脾气耗费过多，使足底部肌肉失于充养，出现疼痛的症状。一旦出现这个症状，就会令人很为难，因为没有针对性的家庭常备药，也不像其他的疾病不得不去医院。

我告诉大家一个好办法，那就是刺激脚掌上的"太白穴"。取穴位时，可以采用仰卧或正坐位，平放足底的姿势，"太白穴"位于足内侧的一边，第一跖趾小头后方的凹陷处。平时，我们可以将一只脚放在另一条腿上，会看到脚中心有一条椭圆形的弧线，这就是足弓，这个弧线的起始点，就是太白穴所在位置。

刺激这个穴最好的办法不是用手按摩，而是脱掉鞋袜，将脚立起，用另一只脚的后跟来踩踏。这是因为，除了脚部更好用力外，是取身体左右平衡的原理。身体长得很对称，左右脚、左右手都是两两相对的，就像天平的两边。在按摩时，有意识地用身体的一侧来按摩另一侧，可以更好地调节身体的平衡。

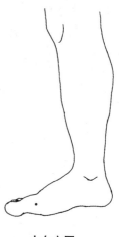

太白穴图

如果你仔细观察，就会发现，有很多老年人走一段路后觉得自己脚部疼痛时，就会坐下来把鞋脱掉捏捏脚，然后接着走，看起来明显轻松了许多。其实，这个时候，他们揉脚的动作在无意间刺激到了脚掌前面的太白穴。

"太白"为古代星宿之名，传说此星有平定战乱、利国安邦之能。此穴是脾经的原穴，人体健脾要穴，健脾补脾的效果比其他穴位都强。经常刺激此穴，可以调理疏通经气，迅速消除脚底肌肉酸痛的症状，运动过度造成的脚部受伤也可使用这个方法。

小陈是一位医药公司的销售代表，没日没夜地东奔西走，就是为了能提高业绩，多拿些奖金。前几天，他慢吞吞地走到我的诊室，坐下来对我说："医生，我这脚底很痛，走路都很勉强，我这一路几乎都是挪上来的，你给我看看吧。"

我让他去做了 X 线检查，结果显示没有骨质增生、骨折等问题，我就问他："最近有没有干什么累活儿？"他说："累活儿倒没干，就是因为公司的任务重，这个月多跑了几个城市。"听他这么说，我给他诊了脉，最终确定他这脚底疼痛是近期劳累耗伤脾胃之气引起的。他正是按照上面所说的"左右脚互踩"刺激太白穴的方法把脚底痛治好的。

其实，治疗脚底疼痛只是"太白穴"的功用之一，经常刺激此穴好处多多。众多脾胃虚弱引起的症状，如腹胀、手脚冰凉、消化不良等，多揉太白穴都可以防治。因为它是原穴，是主管脾经上各个问题的。

"耳常弹"，头晕头痛者的福音

现在的上班族，特别是男人们，身心压力大，头晕头痛成了常事。在烈日下奔走，每天拥挤的公交车，一个接一个开不完的会议，再加上拥堵的交通、污染的环境，让疲惫的人们不头晕头痛都难。这严重影响着男人们的工作和生活。上班的时候，影响工作效率，在家的时候，又没心思跟家人沟通，影响家庭和睦。

那该怎么办呢？总不能随身备着止痛药吧，吃多了对身体危害更大，得不偿失。大家不妨学学保健方法——"耳常弹"。在工作间隙，或上下班途中，将耳朵揉一揉、拉一拉，每天只需花几分钟，不仅可使身体的不适症状减轻或消失，还能使人神清气爽。具体的步骤如下。

首先是摩擦耳部，以掌心前后摩擦耳部正反面10余次，这样可以对全身起到保健作用，能疏通经络、振奋脏腑。

然后，用拇指、示指上下摩擦耳轮部10余次，别看方法简单，对于缓解上班族常见的头痛、头晕很有效果。

摩擦完毕，用拇指、示指先向上提拉耳顶端10余次，此法有镇静、止痛、退热、清脑的功效，再用拇指、示指夹捏耳垂部向下再向外揪拉，并摩擦耳垂 10 余次即可。

最后，再对全耳进行一次"总动员"：用示指指腹自耳部三角窝开始摩擦，耳甲艇、耳甲腔各 10 余次，使之发热，这一手法不仅治头晕头痛，而且对内脏也有很好的保健作用，可谓是好处多多。

甄先生是一位推销中成药的业务员，以前还向我们医院推销过，我认识他是因为他找我看过病。当时，他找到我说自己经常头晕头痛。经过多项检查，我发现他也没有什么病变。在他叙述了自己的工作性质后，我确定他这是整日忙碌，用脑过度，身体的免疫力下降引起的，就给他介绍了上边的方法。

之后，他坐公交车、走路的时候，都会时不时地做一次"耳常弹"。他上次来我们医院，路过我的诊室，特意进来给我道谢，说自己现在头晕头痛的情况好多了，经常按摩一下耳朵还能提神呢。

事实上，"耳常弹"是健身与防病、治病的保健疗法，它可以调节神经，改善大脑皮质兴奋与抑制过程，促进血液循环，舒筋活络，增强人体的防病、抗病能力。我想大家都不想受到头晕头痛的干扰吧？那就常做这个耳部按摩运动吧！

洗澡时常搓脸，缓解疲劳

脸是一个男人的招牌，是一个男人最好的名片，这个美丑不重要，重要的是精神面貌。如果你整天愁眉苦脸，别人看了都不想跟你沟通；

如果你整天面容憔悴，无精打采，看着都没精神，那你注定是失败者。

那么，是什么让你经常面容憔悴、无精打采、愁眉苦脸的呢？答案很简单，那就是疲惫。面对各色各样的事情，家里的、工作上的等等，男人们总是绞尽脑汁去做到最好，但到最后难免身心俱疲。天天如此，年年如此，如果不采取措施，早晚会出毛病。

所以，男人们一定要注意，给大家说一个缓解疲劳的方法吧，洗澡时多搓脸。多数人有这种感觉，在疲劳时搓一搓脸，马上就会神清气爽起来，因为面部分布着很多表情肌和敏感的神经。

平时搓搓脸都有缓解疲劳的作用，如果我们能在洗热水澡的时候搓脸，则效果更好。因为热水能刺激那些面部神经，搓脸能加速血液循环，同时舒展表情肌，洗澡时搓脸的速度以每秒 1 次为宜，搓脸 3 ~ 5 下，每次不少于 3 分钟就可以了。

需要注意的是，40℃的温水消除疲劳最理想，因为人体正常腋下体温是 37℃，体内温度是 40℃，40℃与人体的体温最接近。如果水温过高，消耗热量多，不但不会消除疲劳，反而会感到难受；水温过低，血管收缩，不易消除疲劳。

如果搓脸时感觉双肩酸软，可休息一会儿再进行，直到脸上有热烘烘的感觉为止。搓脸时手法不要太重，速度也不要过快，以免搓伤皮肤。

这个方法很有效，我自己就深有体会。每天下班后，拖着疲惫的身体回到家里，我的第一件事就是洗热水澡，第一是洗掉身上沾染的细菌，第二就是在洗澡的时候搓脸。澡洗完了，整个人也就轻松多了，神清气爽，以上佳的精神来面对家人，是很幸福的一件事。

我也曾向朋友们推荐过这个方法，以前他们只知道疲惫时直接搓搓脸，现在有了这个方法，大家都在坚持做，而且都说好。洗热水澡的时候经常搓脸，既可以使人头脑清醒，耳聪目明，还可以增强脑部血管的弹性，有效地预防心脑血管病的发生。

现在男人们的各种压力过大，时间紧迫，但一定要学会一些在闲暇之余健身养生的方法，对自己、对家人也是一种责任。

如何保护好嗓子

嗓子对一个人的重要性大家都知道，工作上的交流，亲朋好友的沟通都是必需的，但随着社会竞争的日益激烈，我们用到嗓子的地方越来越多。

特别是男人，由于工作的需要，几乎没有它闲的时候，谈生意需要它，开会讲话需要它，甚至闲聊的时候都需要它。面对如此重的任务，嗓子出现问题的概率也越来越大，咽喉肿痛、嗓子干痒、有异物感、声音沙哑等问题层出不穷。

很多人在喉咙干痒、咽部有异物感的时候，都习惯用咳嗽来清嗓子。其实这是不对的，虽然这样能够舒服些，但是对嗓子的伤害也是很大的，容易损伤声带。咽喉痛的时候，就急忙找清热的药祛火，原因不明确，这么做也是不可取的。

我们可以采用按揉喉部的方法，用示指和拇指，按在喉结两侧的肌肉上，轻轻地、两个指头各自旋转式地按揉 3 分钟左右，可以缓解喉肌和咽部肌肉过度的紧张，进而达到护嗓的作用。

还有一个小方法，当咽喉部感觉不太舒服时，可以用温热的毛巾在喉结上敷3~5分钟，能够帮助喉部肌肉的血液快速循环，从而起到加速喉肌恢复精力的目的。

大部分人并不懂医，引起嗓子不适的原因也很难弄明白，更不愿因为这么一个小毛病而去医院，那就可以用这两个方法。不管是何种原因，只要是感觉咽喉不舒服，直接拿来用，安全高效。

我认识一位高中的教师，他教的是英语，每天都感觉自己整节课都在讲，连着上完两节课，嗓子既累又干。平时喊得多了，喉咙就哑了，时间长了，又痛起来了。实在没办法，他就来找我了，我知道他从事的工作后，也没想着给他开药，因为他这情况肯定时常发生，一次两次吃药可以，但终不是长久之计，就给他说了上边的这两个小方法。

这两个方法随时随地都可以用，在家里、办公室都能进行，而且平时也可以用来预防。后来，那位老师的嗓子比以前好多了，不再那么轻易就干痒疼痛了。

一个嗓子、一个声音不仅能够表现一个人的身体状况，还表示着一个人的精神状况。一个喉部不适的人做事情也不会做得很好，影响工作和生活是毋庸置疑的，所以一定要尽早做好预防和治疗。最后告诉大家，在用这两个方法的时候，一定要注意多喝水，少吃辛辣燥热、油腻和刺激性食物，以免使咽喉充血而影响疗效。

高翘腿，助你快速告别双腿浮肿

男人们在外边忙事业，坐火车、飞机出差是常有的事，而且一坐就是好几个小时，很容易出现双腿浮肿的情况。甚至有些坐办公室的，坐在那儿一忙就是半天，甚至一天，也很容易出现这种病症。

双腿和双脚看起来明显有肿胀，而且感觉也是胀胀的，用手按压一下，会形成一个小凹陷，皮肤失去弹性，这些都是浮肿的症状。一旦出现浮肿，会感觉双腿沉重，身体困乏。本来是出去办事的，事还没开始办，腿脚先肿了，身体不行了，这样做事的效率就会大打折扣。

那么，怎样才能缓解这个病症呢？我这里有个不错的方法，那就是"高翘腿"。把腿抬起来，高于心脏位置，腿脚部的血液回流到肺部、心脏，心脏又可将新鲜的血液输送到腿脚部，使末梢血管中的血流充盈，血回流的压力增强，血运行的速度加快，减轻心脏输出的压力，能够减轻浮肿。因此出现浮肿时，坚持一天高抬双脚两三次，每次 5～10 分钟，很快就会见效。

我有一位做销售工作的患者，现在事业做得很成功，全国各地都有他的业务。钱挣得不少，但是腿脚浮肿这个问题一直困扰着他。他有一个习惯就是不坐飞机，因为不安全，每次出去都是坐火车，这样坐的时间肯定更长，腿脚难免出现浮肿，有时候甚至觉得合脚的鞋都变小了。

他怀疑是不是患了什么严重的疾病，于是就来找我医治。经过各项检查，我发现他的身体没什么大毛病，就跟他说了这个高翘腿的方法。他每次一下火车，就找个酒店先把腿翘一会儿，再做其他的事，腿脚浮肿的情况很快就好多了。

经常乘火车、飞机的年轻人，在重力的作用下，久不活动的小腿、大腿容易浮肿。脚翘高后，腿和脚部的血液产生回流，让长时间绷紧的大腿、小腿处于松弛状态，能使双腿得到充分休息。就是这么一个道理，很好理解，也很好用。

面对当今社会如此大的生活压力，男人们没有一个好的身体是万万不行的，这是处理好各种事情的前提，所以出现水肿一定要及时治疗。当然，选对方法也很重要，吃药的方法见效慢，效果也差，而且对于忙碌的人也不实用。考虑到多种因素，这个高翘腿的方法是最理想的。

最后提醒大家，在用这个方法缓解水肿的时候，一定要少饮水，大量饮水只会加重下身水分的蓄积。

常做"三分钟明目功"

现在很多人上班要用电脑，回家了又要对着电脑，就算在回家的路上还要看着手机和平板电脑，这样一来，长时间使用电脑极易造成眼过度疲劳，从而引起眼干、头晕、头痛、疲倦、恶心、烦躁等一系列问题，这些统称为视疲劳综合征。

它已经越来越多地影响到人们的正常生活。办公室白领"视疲劳"，无疑会影响到其思维能力、工作效率；司机的"视疲劳"会引发交通堵塞，甚至造成生命危险等。总而言之，不管是什么原因引起的视疲劳，对我们的危害都是很大的。

眼疲劳了，我们就要适当地对它进行保养，这就像是一辆汽车，开的时间长了，就要去4S店做做保养，这样才能消除安全隐患，更好地为我们服务。

在现实生活中，很多人习惯使用缓解疲劳的眼药水，其实大部分的眼药水中都含有防腐剂，有利也有弊，最好少用。我有一个方法，用 3 分钟的时间就可以让眼睛恢复精神，试试吧。

首先，将两手掌搓热，两掌心凹下，用掌心罩于两眼部，**此时**两眼微闭。3 分钟后放下手，睁开两眼，目视远方，此时眼特别**明亮**。注意整个过程中手心别接触眼球。紧接着看远方 3 分钟，**再看**手掌 1～2 分钟，然后再看远方。这样远近交换几次，可以有**效消除**眼疲劳。

记得有一位患者，来到我的诊室，直接问我眼保健操的正**确做**法。我问他怎么了，他说整天坐在办公室对着电脑，每次完成一个资料，抬起头，眼就蒙上了一层纱一样，看东西很模糊，而且有胀痛的感觉。

我听后，就跟他说了上边的这个简单的小方法。前段时间，他又来给他儿子看病，其间，他说自从用了我说的那个方法后，眼轻松多了，整个人精神也比以前好了。

另外，在使用电脑的时候要注意姿势，电脑显示器中心位置要与眼置在同一水平线上，眼与屏幕之间的距离保持在 40～50 厘米。最好经常眨眼或者闭目休息一会儿，这样对于预防眼过度疲劳也是非常有帮助的。同时，室内的光线要适宜，特别是自己工作的办公室和家里的电脑室，不能太亮也不能太暗，应该注意避免光线直接照射在屏幕上产生干扰光线。

最后告诉大家，要注意劳逸结合，最好在连续工作 1 个小时后就休息 10 分钟左右，或者到室外去活动一下，给眼一个休息的时间与空间。

醒脑操让你告别赖床

在时下快节奏的生活中，男人们的工作十分紧张，充足的睡眠是人体生命活动所不可缺少的，也是解除疲劳、恢复体力和精力所必需的。但是如果赖床不起，睡眠时间超过需要，将会损害身心健康。

比如说，经过一个晚上的休息，腹中空空，已出现明显的饥饿感，胃肠准备接纳、消化食物，分泌很多消化液。这时候赖床不起，势必打乱胃肠功能的规律，长期如此，胃肠黏膜将遭到损害，进而诱发胃溃疡、消化不良等疾病。所以说，避免赖床很重要。

而在日常生活中，大部分人早上睁开眼会觉得疲乏，想接着睡，这是因为人的运动神经尚未苏醒，掌管全身运动的活动神经位于颈后和脊椎，而睡眠中这两个部位是严重受到压迫的，所以要按时起床，就得从叫醒神经做起。我给大家说一个醒脑操，非常有效，而且还可以强健体魄，让你神采奕奕地迎接新的一天。你可以在床上直接完成，也可以起床后，打开窗户回到床上，一边呼吸新鲜空气一边运动，步骤如下。

1. 伸展背部，将自律神经转换成活动状态。躺在床上，手握拳，脚尖向上，背脊、四肢缓慢向两边伸展，伸展时吸气，放松时呼气，做 3 ~ 5 次。

2. 屈膝，慢慢以腹部的力量抬起颈部，抬起时吸气，放下时呼气，做 5 ~ 10 次，这个动作也有强化腹肌、背肌及防止腰痛的效果。

3. 站起来，两脚微张，膝盖微屈，慢慢弯腰，一直到不能再弯为止。

4. 柔软脚踝，让走路更为顺畅，可以在穿袜子的时候，转转脚踝。

5. 将头和手靠在墙壁上，一脚向前，另一脚打直，这个动作可以伸展大腿、小腿肚到脚跟，左右各做 2 次。

6. 身体站好，两脚微微张开，膝盖慢慢弯曲，这个动作就可以强化脚至背的肌肉，也可以锻炼大腿。

几个月前，王先生找到我说："我好像比别人嗜睡，早上特别不想起床，闹铃响后，我常常还会再睡一会儿，结果有时就耽误了起床，早饭都吃不上，匆匆忙忙赶去上班，而且看上去还是刚睡醒的样子。有什么不赖床、提神的好办法吗？"

我听后，就给他推荐了上边的这一套醒脑操。现在他不仅能按时起床，而且精神总是很饱满。这个方法主要通过对颈部、背部的锻炼将睡眠中的身体切换成活动状态，让你神清气爽地出门。

当然，要想使这个方法的作用最大化，前提是科学安排作息时间，养成早睡早起的好习惯。同时培养坚强的意志力，意识到时间的重要性，使自己自然而然地远离赖床的习惯，做一个健康阳光的帅男人。

高血压患者运动需谨慎

运动是降低血压最"环保"的办法。高血压患者在运动时肌肉血管得到扩张，毛细血管密度和数量增加，使血液循环和代谢得以改善，可作用于大脑皮层和皮质下血管运动中枢，重新调整机体血压调控水平，从而有利于降低血压。不过，高血压患者不能盲目运动，需要注意很多事项，不然会适得其反。

其一，高血压患者运动应避免过量，不适合做剧烈运动。高血压患者本身血压就高，而高强度的运动会对心血管产生强烈的冲击，从而诱发心血管意外破裂而猝死。对于高血压患者，最适合的运动是走步和慢跑，也可选择太极拳、体操、游泳、骑自行车等有氧运动，运动时间也不要过长，以少许出汗而未出现心慌、气短、筋疲力尽的感觉为宜。

其二，气温太热、太冷都不适宜进行锻炼。天气太热会耗损身体水分，而且出汗较多容易造成身体脱水，会使血液浓稠度增加。所以高血压患者在运动时应该避开高温天气，选择太阳下山时外出活动。另外，很多高血压患者喜欢早晨起来锻炼，这也是不可取的。早晨气温比较低，机体为了保温，会降低末梢循环血量，以减少热量散发。这时体内肾上腺素、皮质激素都会升高，全身小动脉收缩，外周阻力增加，血液流速减缓便很容易形成血栓。临床上有不少高血压患者因为在早晨锻炼而出现猝死。

我倒是建议多做室内运动。现在环境污染比较严重，室外运动并不是一个明智的选择。再者，选择在室内运动，如果出现了意外情况家人都在身边，处理起来也比较迅速。我就经常向我的高血压患者推荐在家里做爬行运动。就像动物一样用四肢爬行，双脚站稳，将腰弯下去，用双手撑住地面。将左手伸直向前方爬，右脚及时跟上，然后轮换成右手伸直向前爬，左脚跟进。

这个方法既可以减轻脊柱负担，对脊椎起到保护作用，还能够将胸式呼吸变成腹式呼吸，从而使身体的各个器官都能得到更充足的氧气供应。我有一个患者，因为工作忙没有时间锻炼，我便把这个方法推荐给他，在家里地板上就可以做。他连续锻炼了一个多月，不用吃降压药血压就得到了明显控制。

此外，如果大家在运动时感觉不适，心慌、气短、冒汗，这时不要立刻停下来运动，而是慢慢地做一些缓冲的动作，逐渐停止运动。这样，可以让你的心跳及身体的机制循序渐进地恢复到最基本的状态。而且大家千万不要饿着肚子去锻炼，建议高血压患者在每次吃完饭后的一个半小时再进行适量运动。

总的来说，运动锻炼对降低血压是十分有效的，只要我们多注意一些细节问题，就能把它运用得更完美。

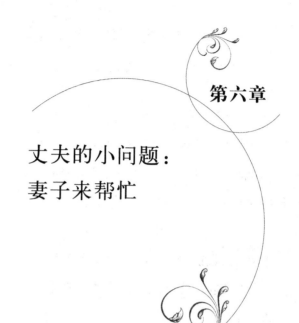

第六章

丈夫的小问题：
妻子来帮忙

宿醉头痛，揉揉"行间穴"

　　男人为什么都爱喝酒？酒，真的很好喝吗？当你问他们的时候，他们都会回答，一点也不好喝，而且喝完酒第二天身体很难受。即便是头天晚上采取一些解酒的措施，第二天也难免会出现头痛的情况。

　　这是因为大量饮酒后，肝细胞无法将有害物质乙醛全部处理掉，造成急性中毒症状。宿醉时，肝会屯积脂肪，胃肠易患酒精性急性胃炎，自主神经平衡失调引起心跳加速，血液中水分与电解质平衡失调等，影响遍及全身。

　　酒醉的人中，有75%的人会有不舒服的宿醉感。宿醉所产生的效应包括头痛、恶心、呕吐、口渴、发抖、晕眩及肌肉痉挛等症状。当肝分解乙醇时，乙醛等有毒的代谢产物便会散布到全身各处，刺激神经引起头痛。

　　现在社会压力巨大，很多男人把喝酒当作排解工作压力的方式之一，几两酒一下肚，海阔天空、信马由缰地狂喷海喷。忘记了工作的压力、生存的苦恼、社会的竞争、家庭的矛盾。一切不如意都在脑海里剔除，随着酒意升腾的都是自由和自信，以及酒精给予的刺激感。

　　亲朋好友相聚，喝酒会提高气氛的愉悦程度，几两酒下肚，孬种变英雄，丑男变帅哥，内向拘束的男儿变得潇洒自若。对他们而言，酒真是个好东西啊！让一切苦恼远离，大脑麻痹，世上我最大，谁能奈我何？

对于酒，男人没法绕开，男人对喝酒是痛并快乐的。但第二天酒醒之后头痛欲裂之时，他们真的会很快乐吗？回答是否定的。然而，怎样才能治疗宿醉头痛呢？

按摩"行间穴"是一个简单有效的方法。它位于足背侧，大跗趾、第二趾合缝后方赤白肉分界处凹陷中，稍微靠大跗趾边缘。具体按摩方法是：按压行间穴5秒钟，压到有酸感后，休息5秒钟再按压，每次反复做20次。

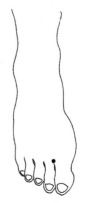

行间穴图

我有一位同事，她的丈夫经常喝酒，而且每喝必醉，第二天必会出现头痛的情况。有一次偶然的机会，她从我口中了解到上面提到的按摩"行间穴"治疗宿醉头痛的方法，现在她不会再为丈夫喝酒后头痛的事情而烦恼了。

"行间穴"是人体足厥阴肝经上的主要穴道之一。肝经的水湿风气由此顺传而上，湿重水气至本穴后吸热并循肝经向上传输，气血物质遵循其应有的道路而行。行，行走、流动、离开的意思；间，两者当中的意思，故名"行间穴"。

中国的医学，自古以来便以其独特的思维方式来解释穴道疗法的效果。在《黄帝内经·素问》中就有记载"气血不顺百病生"的句子。所谓气血，就是支配内脏活动的一种能量，而这种能量若流动混乱，就会引起各种疾病。

穴道就位于能量流动的通路上，这种通路称为"经络"，穴道的正确称法应是"经穴"。内脏若有异常，就会反映在位于异常的内脏经络上，更进一步地会反映在能量不顺的经穴上。因此，通过给予穴道刺激，使能量流动顺畅，就能达到治病的效果，这就是穴道疗法的目的。

喝酒后第二天宿醉头痛的情况就是肝出了问题而引起的，所以按摩肝经上的穴位自然效果最好，"行间穴"就是这么一个穴位。

对付"烧心"有妙招

"烧心"是很多人都会出现的症状。那么，什么是"烧心"呢？"烧心"是一种位于上腹部或下胸部的烧灼样的疼痛感，同时伴有泛酸的症状。它是消化系统最常见的症状之一。对于多数人来说，最常见的原因是进食过快或过多，但是，有些人即使非常注意饮食也经常烧心，还有一些人在进食某些特定的食物（如酒、辣椒等）后出现"烧心"现象。

年轻人"烧心"的症状虽然有时候很严重，但都是一过性的，很少反复发作。但对于很多中老年人来说，由于消化系统功能的减退，即使他们非常小心，烧心这种症状也会常常伴随着他们，天气变冷，饭菜稍凉，进食不易消化的食物都能引起"烧心"症状。

"烧心"虽然不像心脏病那样会威胁到生命，但是当你吃完晚饭，想舒舒服服地侧卧在沙发上看看自己喜欢的电视节目时，上腹部那烧灼的感觉和那一股股往上涌的酸水，会让你不得不直挺着身子端坐起来，再有趣的节目也会觉得索然无味。

　　特别是中老年男性，本来胃肠功能就已经退化，加上经常抽烟、喝酒，饮食习惯不良，更容易出现"烧心"。这主要是因为胃酸过多或是胃中食物向食管逆流，或是食管运动异常、食管黏膜过酸、胃内压力增强所致。

　　那么，当我们遇到"烧心"的情况时怎么办呢？很多人会选择"熬时间"来解决，这样一两次可以，可反复发作，总熬着也不是办法。我跟大家说两个简单有效的方法吧，女人们可以为自己的丈夫留着。

　　第一个就是按压"中脘穴"，一边吐气一边用拇指在此处用力强压6秒钟，重复5次，胸部的难受感就消失了。这个穴位的位置很好找，肚脐上四个横指，也就是肚脐和剑突连线的中点处。

　　中脘穴位于人体的任脉上，是胃的募穴，即胃的精气反映到胸腹部的特殊部位。同时它又和胆、三焦、小肠、大肠等的关系都非常密切。它所在的位置也非常特殊，位于膈以下、脐以上，膈下脐上属中焦，是脾胃所在的部位。常按摩此穴位，可以提高胃肠的功能，对治疗"烧心"自然有独到的作用。

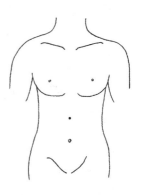

中脘穴图

　　另一个好方法更为简单，就是烧心的时候吃一块生白萝卜，100克左右就行。我有一段时间也经常出现烧心的情况。餐后2小时会出现泛酸，胃酸通过食管上逆，反流到口腔，就如同喝了一口酸醋似的，咽部和口腔黏膜都受到刺激。甚至酸水"流窜"入鼻腔，呛鼻难受，与此同时"烧心"的灼烧感能持续个把小时。这个不适感一日三朝，似乎十分准时。如果菜肴太咸或过分油腻，或吃了辛辣的食物，"烧心"感就会更厉害。

身为医生，我知道"是药三分毒"，多潘立酮之类的胃药是很管用，但对胃的伤害也大。我感到胃部饱胀不适、胃酸上逆难受的时候，就吃生萝卜一块，食后片刻顿觉胃部舒服多了，不再有"烧心"的感觉了，这是因为萝卜有消积滞、下气、宽中的功能。

总而言之，"烧心"就是胃肠功能出了问题，要想从根本上防治，就得从健胃养胃做起，有此病者不妨试试上面所述的两种方法。

两个简单诀窍，轻松搞定便秘

排便是人体必需的正常生理功能。中医认为，糟粕不除，腐气熏蒸五脏六腑、百病由之。而现代社会生活节奏加快，压力增大，便秘患者日益增多。然而，很多人对此病的概念很模糊。其实，便秘的诊断标准可以用3个字来概括：干、硬、难，即粪便干燥、坚硬，排便困难。

健康人每日排便1次，但隔日或2天排便1次也属正常。每个人的排便周期不尽相同，这是随着个人所处的环境不同而变化的。如果没有什么不舒服的感觉，排便顺畅，都属正常。但若因为某种原因，使粪便在肠道内滞留时间过长，粪便内所含水分被过度吸收，以致粪便过于干燥、坚硬、排出困难，每3~4天甚至更长时间才排便1次，严重者排出的粪便形状像羊粪便或兔粪便样，就称为便秘。

便秘主要是由于饮食不当、久坐少动等原因使人体阴阳、气血、津液、脏腑功能失调而引起的。"便秘为百病之源"，便秘会造成大便和体内毒素无法通过肠道排出体外，以致引发各种病症，如痔、肛裂等，深深折磨着广大群众。

这里我给大家推荐一个治疗便秘效果很好的方法：蜂蜜甘蔗汁，常温的蜂蜜、甘蔗汁各1杯，倒在一起搅匀，每日早上、晚上喝1杯。甘蔗汁具有清热生津、下气润燥的作用，蜂蜜也有祛火杀菌、润肠通便的作用；而喝常温的蜂蜜甘蔗汁，是因为冷水进入胃部之后能够引起胃－大肠反射，加快大肠的蠕动，对便秘有很好的缓解作用。

另外，平时也可以做一下腹部按摩，对治疗便秘也很有效。每晚睡觉前和早上起床时，在床上保持平卧姿势，左手平放在肚脐上，再把右手按在左手背上，然后按照顺时针的方向自肚脐开始，逐渐向整个腹部旋转按摩，转10圈为一遍，每次反复做10遍即可。

喝蜂蜜甘蔗汁的同时，配合这个自我按摩的方法，治疗便秘的效果事半功倍。

小张是一位小学教师，也是我的熟人，今年27岁，但是患便秘已经十几年了。去年他来找我看病时说："我这便秘治了10年了，各种特效药都吃了，愣是没治好，听说你有办法，给我治治吧。"

我给他推荐了上边配套的两个方法。1个月前碰见他时，他对我说："你说的方法确实管用，现在我的便秘好了，整个人轻松多了，就连教课都更有精神了。"

其实，大部分治疗便秘的市售成品药物都含"泻药"的成分，特别是药店里卖的通便茶虽有一定的通便功效，但长期服用，还有可能损害大肠的蠕动功能，加重便秘。所以，便秘患者一定要注意，不要乱用治疗便秘的药。

最后告诉大家，要想缓解便秘，只靠上边的方法还是不够的。一定要注意自己的饮食，平时要粗细粮混合、荤素搭配。另外，要多喝水，多吃高纤维、高水分的水果、蔬菜。

别再为"口腔溃疡"而烦恼了

口腔溃疡是一种十分常见的内科疾病，许多人都患过口腔溃疡，特别是平时饮食口味比较重的人，更加容易患上口腔溃疡。得了口腔溃疡，会吃不了，喝不下，最难受的是疼痛难忍。

这个病其实说大也大，说小也小，只是有时候患上口腔溃疡太不在意，才导致疾病更加严重甚至泛滥。所以对于口腔溃疡这种疾病，我们需要的是"轻度及时治疗，重度耐心治愈"，因为现在患有口腔溃疡的患者越来越多，口腔溃疡的发病原因和症状越来越复杂。

人们的生活压力越来越大，精神过度疲劳，长期下去人体抵抗疾病的能力下降，也就是说免疫力下降，这时候口腔溃疡就找到了这个缺口侵入了人的身体。另外，人体内的锌、铁等微量元素缺乏，也容易出现口腔溃疡。

对于口腔溃疡，不少患者又恨又无奈，这种不适感往往会影响到工作和生活。因为口腔溃疡一般7天以后就会自愈（当然不排除少数特殊情况），如果置之不理，将会连续受几天的折磨，而且很快还会有复发的可能。去看医生吧，又觉得是个小毛病，不值得去，而且这个病经常发作，没那么多时间总往医院或诊所跑。

上面这些几乎是每个口腔溃疡患者心里所想的。那么得了口腔溃疡，我们到底要怎么做才好呢？总不能真的忍着疼痛"熬"好吧？其实，我也经常出口腔溃疡，但我有简单又高效的方法来处理。

第一个就是用维生素 C 片，这个药大部分家庭中储备的都有。将维生素 C 药片研成末，若是小溃疡，仅需取少许敷于患处即可；若溃疡面较大，则可以先轻轻刮除溃疡面渗出物，然后再敷药粉。每日用药 2～3 次，疼痛可显著减轻，2 天溃疡面即可痊愈。当然这个方法，当药粉涂下去的一瞬间会很痛，要做好心理准备。

还有一个方法就是用开水冲泡苦瓜，代茶饮，鲜苦瓜 160 克（干品 80 克即可），一日 1 剂，一般 2～3 天即愈。苦瓜具有清热解毒、养血益气的功效，对治疗口腔溃疡有独到之处。

另外，西瓜也是口腔溃疡的"克星"，是天然的中药"白虎汤"，具有清热解暑的良效，西瓜霜就是从此而来。取西瓜半个，挖出西瓜瓤，挤取汁液，瓜汁含于口中，2～3 分钟后咽下，再含新瓜汁，重复数次。西瓜中最具清热功效的是西瓜翠衣，就是红瓤和绿皮之间的部分，用此疗法时，要多吃一些西瓜翠衣。

我虽然是医生，但我也是一个经常出口疮的老患者了，在年轻的时候，可以说是没有间断过，这个溃疡好了，那个就又出来了。不是大病却很折磨人，那种钻心的疼痛，现在都记忆犹新，让人想想都后怕。上述这些方法是我总结出来的，能治病，也不需要花很多的钱。

当然，我们还要通过饮食调节口腔溃疡，多吃含锌和铁的食物，或者食用一些含有维生素充足的食物，如胡萝卜、番茄、菠菜等。一定要注意饮食均衡，不要挑食，只有是身体所需要的营养，摄入均衡才可以避免疾病的干扰。治愈之后还需要坚持养成良好的饮食习惯，只有这样才能真正避免口腔溃疡再次来袭。

外用加内服，皮肤不再痒

可能大家都有过这种经历，当你从寒冷的室外一下子进入温暖的室内，或者是晚上临睡前脱掉厚厚的外衣躺入被窝的时候，在一冷一热的刺激下会突然觉得皮肤一阵阵发痒，然后就会忍不住挠抓一下，最终却是越挠越痒，越痒越挠，形成恶性循环，而且挠抓很容易损伤皮肤，这样就会更严重了。

其实这就是所谓的皮肤瘙痒症，是一种仅有皮肤瘙痒而无原发皮损的皮肤病。也就是说，这个病症不像其他的皮肤病，会出一些红疙瘩或脓包，患了这个病，皮肤看上去没有什么异样，但就是一个感觉"痒"。在我们身边有很多人患有此病，危害着患者的身心健康。

引起此病的原因有很多，但最主要的就是空气干燥。皮肤时刻都与外界环境直接接触，如果空气不够湿润，则皮肤也会有或多或少的缺水现象。患者会感觉全身到处瘙痒，白天由于外界干扰，尚可分心无暇顾及，可是到了晚上，瘙痒难忍，全身似有蚂蚁在爬，无法忍受。但检查皮肤，却无任何原发性皮疹，仅可见挠抓引起的皮肤抓痕、血痂等继发性损害，如果持续时间长久，则可引起其他皮肤病。

其实，皮肤瘙痒只是一个小病，不过对人的折磨程度可是够大的。那么，面对皮肤瘙痒症，我们怎么办呢？我这里有两个民间的偏方，效果不错。

第一个就是家里经常用到的生姜。方法是取新鲜的老生姜1块，捣烂如泥，以纱布包裹，涂擦患处。每次10～20分钟，一日1～2次。此方既能止痒，又能滋润皮肤。生姜味辛，微温，有很强的抗菌消炎作用，对多种致病真菌有抑制作用，同时能够刺激皮肤，增强血液循环，进而从根本上治愈皮肤瘙痒症。

另外，大家还可以服用大枣雪梨膏来治疗皮肤瘙痒，大枣10枚，雪梨膏20毫升。先将大枣泡半小时，然后放入砂锅内，加水煮至枣烂后加入雪梨膏后服用。此方可润肺护肤，健脾益气，对治疗皮肤瘙痒也有不错的效果。雪梨膏是一种由梨、砂糖制成的中成药，药店里都有卖的。

我的父亲就经常出现皮肤瘙痒的症状，特别是秋冬季节，皮肤干燥，痒得厉害。前些年都是一直忍着，后来实在受不了了，才打电话问我怎么能够缓解。当时，我就跟他说了上面外用加内服的方法，现在他不会再因为此事而烦恼了，就算是偶尔痒一次，把这两个方法用上，很快就好了。

大家一定要注意，如果自己出现皮肤瘙痒的情况，一定要避免抓挠，这样只会使疾病"雪上加霜"。同时一定要注意补水，皮肤缺水、过于干燥，不痒就奇怪了，所以我们可以选择喝水来保持身体内的水分。最后告诉大家，不要洗澡太勤，很多人都有一天洗1次澡的习惯，殊不知频繁地洗澡，会使自己皮肤皮脂受损，从而过于干燥，更容易引起皮肤瘙痒。

中药加食疗，妙用治口臭

现代社交特别注重个人的健康。如果有口臭，那么可就失败一半了。什么是口臭呢？口臭是指从口腔或鼻、鼻窦、咽所散发出的臭气。由于引起口臭的部位不同，有的人能感觉到自己口臭，而多数人感觉不到自己口臭。口臭严重影响人和人之间的社会交往和心理健康，特别是青年男女之间、同事之间、朋友之间相处的关系。

引起口臭的原因颇多，例如口腔内寄存有食物残渣未能及时洗净，龋齿，内有腐败物，牙龈发炎、出血等，但这些只是少数情况，只要口腔清理干净、蛀牙修补好、炎症消失，口臭自然就会烟消云散。

事实上，现在大多数人的个人卫生做得都很好，大部分口臭的根本原因并不在口腔本身，所以解决口臭问题，并不是多刷几次牙、多嚼几块儿口香糖那么简单。要想从根本上解决口臭，就要找出内在的病因。

很多人由于饮食不节，或过多地食用辛辣食品，以及劳倦过度等不良的生活方式造成胃肠功能减弱，使食物在肠内得不到正常的消化，大量食物糟粕不能排出体外，愈积愈多，形成毒素进入肠壁血液，从而伤害脏腑引发各种疾病。而沉积在肠内的食物糟粕时间一长就会积滞生热，产生臭气，向上蒸发，通过口腔及鼻咽部位形成口臭。

按照传统中医理论，这就是胃火上炎，胃腑积热，胃肠功能紊乱，消化不良，胃肠出血等原因引起口气上攻或湿热郁结所致。因此，口臭的治疗方法常需从调理脏腑入手，中药在治疗口臭方面效果很好。

我这里就有一个很好的方子，叫作"细辛散"。取细辛、甘草、桂心各1两，将这几味药磨成粉末状，每次取5克放入热开水中，搅匀服下，每天服用3～4次。细辛有祛风散寒、行水开窍、温化寒痰的作用；甘草有清热解毒的作用，同时它还可以止咳化痰；而桂心性苦、味辛，苦入心，辛走血，能引血、化汗、化脓。将这3味药放在一起调制成的"细辛散"治疗口臭的效果奇好。

上边说的是中药的治疗方法，我们平时在家还可以通过食疗来改善口臭。薄荷粥就是一种既好喝又治病的美食。具体的做法是：将摘下来的薄荷叶30克洗净备用（如果没有新鲜的叶子，干的也可以，10克左右），入锅内加适量清水煎熬，并去渣留汁待用。然后，接着将粳米50克淘净，加入前面留取的薄荷汁中，煮至米熟即可食用。薄荷有抗菌消炎的作用，能够消除胃部的炎症，同时它能够增加胃黏膜的供血量，改进消化功能，最终改善口臭的情况。

我一位骨伤科的同事就有口臭的情况。他是一个大大咧咧的人，平时也不注意自己的形象。记得有一次，他给一位患者查房的时候，那位患者不经意地说了句："你身为医生，怎么自己有口臭，也不知道治一下啊？"话音刚落，我同事的脸"唰"的一下就红了，深深地损伤了他的自尊心。

那件事过后，他就来找我咨询口臭的治疗方法。我告诉他将上边的两个方法配合使用。现在半个月过去了，他的口臭痊愈了，整个人看起来也自信了。

另外，想要治愈口臭或者是不想患口臭的人一定要注意，进食不宜过饱，做到饮食有节，不吃或少吃辛辣食物，讲究饮食平衡，摄入足够的蛋白质和糖类，同时戒烟、戒酒。

如何缓解口干口渴

口干舌燥的情况在我们的日常生活中经常遇到，虽然表现相同，但是形成的原因可能并不相同。口干的原因可以分为生理性和病理性两大类，那么我们平时口干舌燥时该怎么办呢？

首先来说生理性口干。它主要是饮水过少引起的。水是生命之源，人体每天都需要补充适量的水分，饭吃少了没事，水却不一样，当水分没有得到及时补充时就会出现各种病症。如果饮食不当同样会引发口干的现象。很多朋友在平时进食的时候并没有养成良好的饮食习惯，喜欢进食过咸或者是干性食物，不仅经常而且量大，如果还不喜欢喝水的话，口干是必然的。另外，经常剧烈运动、上火等原因都会引起口干，但是这些情况只要能够注意适量补充水分就可以迎刃而解。

我们需要注意的是病理性口干。糖尿病、贫血等病症都会引起口干的现象，但是这些情况需要针对疾病的治疗来缓解口干的症状，一般的措施无法从根本上解决问题。在此重点要说的一个病症是"口干症"。

中医将口干症归为"燥证"的范畴。阴虚致燥为根本原因，治疗起来应以滋阴生津、润燥健脾为主。我这里有一个穴位按摩的方法，能够很好地缓解这个症状，那就是点按鱼际穴。俗话说："肺热伤津，口渴多饮；清热润燥，鱼际可寻。"鱼际穴的位置很好找，位于手掌的大拇指根部，由于肌肉明显突起，形状如鱼，故中医学把这个部位称为鱼际。

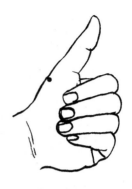

鱼际穴图

主要的操作方法如下。①点按鱼际：用拇指指端或指腹用力点按双手的鱼际穴，以产生酸胀微痛感为宜，约5分钟。②点揉鱼际：用拇指指端点压鱼际穴后，再用力顺时针和逆时针反复揉，约5分钟。③擦鱼际：左手托住患者手部，裸露鱼际穴，右手大鱼际前后快速摩擦鱼际穴，然后双手互换，以局部皮肤透热为度，约5分钟。这个方法总时间为15分钟左右，每天早晚各1次，多多益善。

另外，还有一个小方法对治疗口干症的效果也很好。每天早上空腹喝温开水2~3杯，然后用盐水漱口。早饭后半小时口含凉白开，不咽，以喝在口中不刺激为准，待觉口里发黏，则吐出，再含一口，反复多次。这个方法贵在坚持，坚持时间越长，口干症越能得到彻底解决。

老曹今年56岁了，1个月前来医院找到我说："我最近总觉得口干口渴，是不是身体出啥毛病了？"我听后，忙让他去做了血糖、血常规、尿常规等各项检查，结果显示，他没有糖尿病、贫血等病症，最终诊断为口干症。当时我就跟他说了上边的这两个方法，现在他口干的情况完全解决了。

很多人经常出现口干，认为这个问题不是什么病，也很少有朋友会去注意。不要轻视这个问题，长久下去，它是会给人带来影响的。特别是老年人，他们身体的各项功能本来就在慢慢退化，容易津液亏损，出现阴伤血燥，导致口干。一旦出现，就要及时治疗，否则可能会引起其他严重疾病的发生。

最后提醒大家，为了防止或更好地治疗口干，一定要注意自己的饮食，不能吃过干、过辣或者过咸的食物，在供给身体足够水分的同时，也要保持充足的睡眠。

别拿眼干涩不当回事

长时间看电脑，驾驶汽车等，都会引起眼干涩。现在的男人们顶着巨大的生活压力来工作，很多人都有这种情况，但大部分人觉得症状并不严重，往往不在意。其实，眼长期干涩会带来不可恢复的伤害，极端情况下甚至可能造成失明。所以出现眼干的症状时，作为妻子一定要引起重视，时刻提醒丈夫。

眼一干，很多人自然就想到了眼药水，滴一滴继续下去，感到方便自然。这时有没有想到长期使用眼药水，会给眼带来更大的危害，让眼没有活力呢？眼药水普遍都含有防腐剂或者化学制剂，长时间使用会对角膜上皮造成损害，导致眼干燥症，眼干涩的情况会更为严重。

所以，眼药水长期频繁使用也是不好的，我给大家说两个简单又实用的小方法，治疗眼干的同时，又不伤眼。第一个就是用眨眼的方式对眼进行按摩，通过眨眼，可以使泪水变成一层"泪片"分散到眼角膜，保持眼的湿润，起到保护眼的作用。

正常人每分钟眨眼约20次，而在睁眼凝视变动快速的电脑屏幕时，眨眼次数会减少到每分钟4~5次，造成泪液分泌严重不足，就会出现眼干涩的症状。因此，特意眨眼，对眼的保护有效，不仅有助于促进泪液分泌，缓解干燥酸涩的症状，而且可以清洁眼，并给眼小小的按摩，从而缓解眼疲劳。

还有一个方法，下班回到家后，可以为忙碌了一天的丈夫做个眼部热敷，对缓解眼干涩、眼疲劳效果很好。热敷可以促进眼部血液循环，对睑板腺功能的恢复有一定帮助，防止因睑板腺功能障碍导致的眼干。

中医认为，肝开窍在目，久视则伤肝，"肝火大"也是引起眼干的重要原因之一。取夏枯草12克，桑叶10克，菊花10克。将夏枯草、桑叶加入适量的水浸泡半小时后煮半小时，最后加入菊花煮3分钟，经常代茶饮，可以消肝火，进而改善眼干的症状。

小景从事的是IT行业，经常加班，每天回家都会对妻子说自己的眼干涩得不得了，相当难受。前段时间，他的妻子来找我寻求方法，我就将上边的这几个办法跟她说了一下。据他妻子说，现在他再没有说过眼干涩。

其实，做好预防工作是最重要的，长时间用眼的人在日常生活中要注意以下几点：保持室内光线充足，避免反光。每工作2个小时休息15分钟，闭目、远望，放松眼肌。保持充足的睡眠，睡眠不足容易引起眼疲劳。多喝水，既可以补充我们身体所需要的水分，又可以很好地改善眼干涩。另外，平时应多吃一些新鲜的蔬菜和水果，增加维生素的摄入量。

现代人，提防用脑过度

随着科技的发展，脑力劳动者越来越多，许多人开始出现用脑过度症状。但是，还是有很多人对于怎样才是用脑过度不太了解，对其危害也缺乏认识。到底怎样才是用脑过度呢？我们一起来看一看。

用脑过度的主要表现：头晕眼花，听力下降，耳壳发热；四肢乏力，嗜睡或瞌睡；注意力不能集中，记忆力下降，思维欠敏捷，反应迟钝；出现恶心、呕吐现象，看书时看了一大段，却不明白其中的意思等等。

长期过度用脑会导致生理和心理功能失衡，可能诱发神经衰弱、失眠症等一系列严重的精神障碍性疾病。因此，对于用脑过度千万不要掉以轻心，应及时加以防范。那么，有什么好的解决办法呢？

大家知道，如果我们不动脑子干活，一定就不会出彩，不主动学习，也一定不会进步。特别是男人，肩负着这个家庭的重任，用脑的地方更多，所以，减少用脑是不太现实的。那么，我们就只能采取措施来弥补了。

首先给大家介绍一个老偏方，叫作"远志汤"：取远志3克，百合10克，鸡蛋1个，大枣5枚，冰糖5克。将鸡蛋打破，与其他药放入炖盅里加水适量，搅匀后蒸熟，每晚服用1次。如果想味道更好，也可以加入少量的鸡肉、瘦肉一起炖，吃肉喝汤就行，一般两周即可见效。

远志是一味具有益智作用的中药，唐代医学家孙思邈将之列为益智方药第一名。《神农本草经》中记载它"益智慧，耳目聪明，不忘，强志倍力"。事实上，远志能够通过增加脑血流量、增加记忆神经递质、保护脑细胞等多方面机制达到增强记忆力的效果。蛋黄有滋阴润燥之功，与百合同用，效果更好。大枣和冰糖都有一定的补脑作用，同时还能调味。

同时，家中常备一些松子，茶余饭后可以吃一些。它是大脑的优质营养补充剂，特别适合用脑过度的人群食用。松子中所含的不饱和脂肪酸，具有增强脑细胞代谢、维护脑细胞功能和神经功能的作用。同时，谷氨酸的含量高达 16%，有很好的健脑作用，可以增强记忆力。此外，松子中的磷和锰含量也非常丰富，这对大脑和脑神经都有很好的补益作用，是脑力劳动者的健脑佳品。

我有个胡姓朋友，前一阵子闲聊，说她的丈夫近来像是患上了健忘症，总是头晕眼花、反应迟钝。在公司办事经常丢三落四，上司吩咐的事，有时一转身就忘得一干二净；在家里，出门总是忘记锁门，一些话刚到嘴边，却怎么都想不起来了。听小胡讲完，我让她带丈夫来医院让我看一下，经过检查，他是患上了神经衰弱症，正是由于平时用脑过度引起的。

小胡按照我说的这个偏方给丈夫服用了 3 个星期，加上平时吃些松子，现在她丈夫自觉记忆力大大改善，精力强了百倍。

上班一族是整个社会经济的贡献者，每天都要从事大量的脑力劳动，大脑很容易出现问题。提醒各位"工作狂"，一定要注意休息，同时记得为大脑进补，恢复大脑活力。

木瓜炖猪蹄，缓解腿抽筋

说到腿抽筋，几乎每个人都经历过，特别是男人们，工作的压力、过度的疲劳都会使他们更容易面临这个问题。腿抽筋的学名叫肌肉痉挛，是一种肌肉自发的强直性收缩，发生在小腿和脚趾的肌肉痉挛最常见，发作时疼痛难忍，尤其是半夜抽筋时往往把人痛醒，有好长时间不能缓解。

疲劳、睡眠不足、休息不足都会导致局部酸性代谢产物堆积，进而引起肌肉痉挛。如工作、走路或运动时间过长，下肢过度疲劳或休息、睡眠不足，会使乳酸堆积过多，很容易引发"腿抽筋"。另外，血钙水平过低，也同样会引起此病症。你家的男人是不是也经常有这个情况呢？你是否也在为他的难受而头痛呢？

告诉大家两个应急的方法吧。平时一旦发生腿抽筋，我们要"反其道而行之"，马上用手抓住抽筋一侧的大脚踇趾，再慢慢伸直脚，然后用力伸腿，小腿肌肉就不抽筋了，或用双手使劲按摩小腿肚子，也能见效。如果上述方法未能完全解除症状，可用热毛巾、热水袋敷于腿肚处，能有效促进肌肉的血液循环，缓解痉挛，减轻疼痛。

上边说的是腿抽筋时可以采取的临时措施，经常抽筋的人不能总靠这个办法，从根本上改善这个情况才是王道。给大家推荐一个中药的治疗方法，去药店购买木瓜40克（注：不是水果摊上的木瓜，而是药店里卖的），取猪蹄1只，先将木瓜用高压锅炖10分钟后，再将猪蹄放进锅内一起炖，至猪蹄烂熟，然后将猪蹄和汤一起吃。如常抽筋，可多吃几次，非常有效。

中医认为，肝主筋，所以一切肢体筋脉牵掣拘挛，都与肝有关。为此，以木瓜治疗颇有疗效。木瓜性味酸、温，酸能走筋，尤入肝，可舒筋活络、益筋活血、缓解痉挛。西医学研究发现，木瓜中含有黄酮类、维生素 C、酒石酸等，具有缓解四肢肌肉痉挛的作用。猪蹄主要补充的是胶原蛋白，对防止钙流失有一定的作用。

刘先生是我们医院的电工，整个医院的线路都是由他负责安装和维修的。前段时间，由于线路老化，医院要求重新走线路，他每天从上班忙到下班，还一直是"高处作业"。没过几天，他就来找我说腿老是抽筋，正干活就抽上了，晚上睡觉也经常"抽"醒。

引起他腿抽筋的原因就是过度疲劳、用腿过度，于是我就跟他说了上面的方法。他回家后，让妻子给他连着做了几天"木瓜炖猪蹄"，现在他的情况明显改善了，干活也有劲了。

最后告诉大家，为预防腿抽筋，平时可以多吃些含钙食物，饮食中应该尽量避免高糖和含咖啡因的食物，因为高糖和咖啡因影响钙的吸收。同时，要多晒太阳，注意局部保暖，也要注意体位的变化，如坐姿、睡姿，避免神经血管受压。如果自家的男人不注意，妻子一定要做好提醒和照顾工作。

给汗脚的丈夫支个招

无论是什么季节，脚底总是湿乎乎、油乎乎的，这是多数汗脚人的切身感受，也可以说是大部分男士的切身感受。男人为了有一个温暖的家，经常马不停蹄地在外奔波，加上自身的一些不良习惯，就很容易出现汗脚的情况。

虽说汗脚并不是一种疾病，但汗液中的有机质分解，会产生一种难闻的刺激性气味，让人受不了。它除了让人不舒服，导致尴尬外，还会诱发真菌感染。因为真菌偏爱潮湿温暖的酸性环境，而人汗液的 pH 偏酸，所以汗脚患者常常合并脚气等疾病，给人带来很大的痛苦。

很多人为了给双脚止汗，尝试着白酒搓脚、盐水泡脚等很多方法，但还是摆脱不了一双黏糊糊的脚。其实，汗脚最根本治疗原则是从体内去找它的根源。引起汗脚的内在原因就是人体内湿气、水饮过重，只要把体内的这个源头掐断了，自然就不会有汗脚了。湿气过重、阳气不足，就容易引起汗脚和脚气，这就像是太阳被云雾遮蔽住，太阳照不到阴冷潮湿的地方，就会出现苔藓和真菌的繁殖。

祛除体内湿气的有效方法就是常喝"薏米红豆粥"。熬制时，薏米和红豆不需按什么比例，每次一样抓 1 把，洗干净后放在锅里加水熬就行了。薏米和红豆都是去除体内湿气的食疗佳品，这个粥不仅能够治病，而且味道也不错，很多人也都能接受。

当然，在内补的同时加上外治，效果更好。我们可以选用"萝卜明矾水"泡脚，具体的做法是：取白萝卜 60 克，白矾 15 克。将白萝卜切片，与明矾同加水 2500 毫升，煎煮 30 ~ 40 分钟，去渣取汁，在水温适宜的情况下烫脚 15 ~ 20 分钟，每晚坚持 1 次，连续烫脚 5 ~ 6 天为一疗程，一般 2 个疗程就会有很大改善。白萝卜和明矾都具有收敛的作用，可以减少汗液的分泌，对汗脚自然有效。

因为这个方子有祛湿敛汗的作用，所以特别适用于青壮年汗脚者。但是青壮年的男人，汗腺分泌旺盛很正常，不宜长期、多次使用明矾。可以在使用几次后，改用枯矾（明矾火煅后失去结晶水的产物，药店里可以买到）研成细粉，在用萝卜水洗脚后，撒少许在脚趾部，可起到立竿见影的疗效，通常作用可以保持 8 ~ 12 小时，且停药后对身体不会有任何影响。

你家的男人是不是也在为此事而心烦意乱呢？不妨做个"贤内助"，告诉他将这两个方法合用，比吃什么药都强。

另外，养成良好的生活习惯也很重要，汗脚的人要注意以下这些方面：保持脚部清洁，每天至少用肥皂洗脚 1 次；勤换袜子，不要穿着袜子睡觉；平时不宜穿运动鞋、旅游鞋等不透气的鞋子；鞋袜不要太紧，以免妨碍足部的血液循环；少吃容易引发出汗的食物，如辣椒、生葱等。